Diabetiker-Kochbuch für Einsteiger

Über 100 leckere Rezepte für Diabetiker: Genießen Sie Ihre Mahlzeiten und halten Sie Ihren Blutzucker unter Kontrolle - mit einem 28-Tage-Plan und 2 Boni enthalten

Kasimir Pabst

Inhaltsverzeichnis

—

2 EXTRABONUS

HIER IST LHR KOSTENLOSES GESCHENK

Bewegungs - und Ernährungsplan

+

Mini-Guide zur Etikettenkunde für Diabetiker

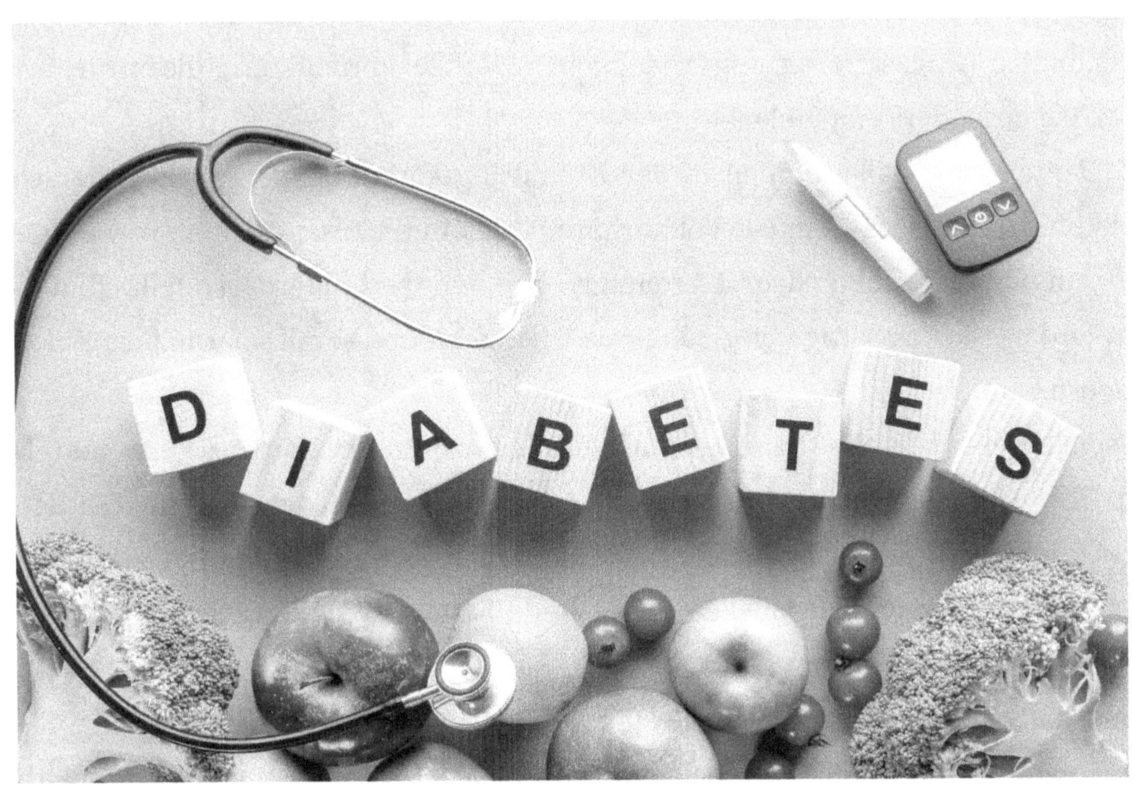

BLÄTTERN SIE ZUR LETZTEN SEITE UND SCANNEN SIE DEN QR-CODE

Einführung

Die Bedeutung der Ernährung bei der Behandlung von Diabetes

Die Rolle der Ernährung in der Behandlung von Diabetes kann nicht genug betont werden. Eine ausgewogene und gezielte Ernährung ist ein wesentlicher Bestandteil des Managements dieser chronischen Erkrankung. Durch die Wahl der richtigen Nahrungsmittel können Betroffene ihre Blutzuckerwerte stabilisieren, Komplikationen vorbeugen und insgesamt ihre Lebensqualität verbessern.

Eine bewusste Ernährung hilft dabei, die Glukoseaufnahme zu kontrollieren und Schwankungen im Blutzuckerspiegel zu vermeiden. Es ist bekannt, dass bestimmte Lebensmittel einen direkten Einfluss auf den Blutzuckerspiegel haben. Kohlenhydrate beispielsweise werden im Körper in Glukose umgewandelt und können zu schnellen Anstiegen führen, wenn sie in großen Mengen oder in verarbeiteter Form konsumiert werden. Daher ist es für Menschen mit Diabetes ratsam, sich auf komplexe Kohlenhydrate zu konzentrieren, die langsamer verdaut werden und somit eine gleichmäßigere Glukosefreisetzung ermöglichen. Vollkornprodukte, Hülsenfrüchte und Gemüse sind hierbei besonders empfehlenswert.

Die Bedeutung von Ballaststoffen in der Ernährung kann ebenfalls nicht unterschätzt werden. Ballaststoffe, die in Obst, Gemüse, Vollkornprodukten und Hülsenfrüchten vorkommen, tragen zur Verlangsamung der Kohlenhydratverdauung bei und verhindern schnelle Blutzuckeranstiege. Zudem fördern sie das Sättigungsgefühl, was Überessen und somit übermäßige Kalorienaufnahme verhindern kann.

Fette spielen ebenfalls eine entscheidende Rolle. Während gesättigte Fette und Transfette das Risiko für Herz-Kreislauf-Erkrankungen erhöhen können, tragen ungesättigte Fette zur Verbesserung der Insulinsensitivität bei. Nüsse, Samen, Avocados und fetter Fisch wie Lachs und Makrele sind ausgezeichnete Quellen für gesunde Fette und sollten regelmäßig in die Ernährung integriert werden.

Proteine sind ein weiterer wichtiger Bestandteil einer ausgewogenen Ernährung. Sie haben nicht nur einen geringeren Einfluss auf den Blutzuckerspiegel als Kohlenhydrate, sondern tragen auch zur Erhaltung und zum Aufbau von Muskelmasse bei, was insbesondere für ältere Menschen von Vorteil ist. Mageres Fleisch, Geflügel, Fisch, Tofu und Hülsenfrüchte sind ideale Proteinquellen.

Eine bewusste Ernährung umfasst jedoch nicht nur die Auswahl der richtigen Nahrungsmittel, sondern auch das Timing der Mahlzeiten. Regelmäßige Mahlzeiten und Zwischenmahlzeiten können dazu beitragen, den Blutzuckerspiegel stabil zu halten und Heißhungerattacken zu vermeiden. Es ist hilfreich, kleinere, häufigere Mahlzeiten zu sich zu nehmen, anstatt große Mengen auf einmal zu konsumieren. Dies hilft, Blutzuckerspitzen zu verhindern und sorgt für eine konstante Energiezufuhr.

Darüber hinaus spielt die Flüssigkeitszufuhr eine wesentliche Rolle. Wasser ist die beste Wahl, um den Körper hydratisiert zu halten und die Nierenfunktion zu unterstützen. Zuckerhaltige Getränke sollten vermieden werden, da sie zu schnellen Blutzuckeranstiegen führen können. Auch alkoholische Getränke sollten nur in Maßen konsumiert werden, da sie den Blutzuckerspiegel sowohl erhöhen als auch senken können, abhängig von der Menge und der Art des Alkohols.

Ein weiterer Aspekt, der oft übersehen wird, ist der Einfluss von Stress auf den Blutzuckerspiegel. Stress kann hormonelle Veränderungen auslösen, die den Glukosestoffwechsel beeinflussen. Eine ausgewogene Ernährung kann helfen, den Körper widerstandsfähiger gegen Stress zu machen und somit indirekt zur Stabilisierung des Blutzuckerspiegels beizutragen.

Ebenso wichtig ist es, Lebensmittel zu meiden, die versteckte Zucker enthalten. Viele verarbeitete Lebensmittel und Fertiggerichte enthalten unerwartet hohe Mengen an Zucker, der nicht immer offensichtlich ist. Ein sorgfältiger Blick auf die Zutatenliste kann helfen, solche Zuckerquellen zu identifizieren und zu vermeiden.

Ein praxisnahes Beispiel für die Bedeutung der Ernährung bei der Behandlung von Diabetes kann an einem typischen Tagesablauf illustriert werden. Ein Frühstück, das aus Haferflocken mit frischen Beeren und Nüssen besteht, liefert komplexe Kohlenhydrate, Ballaststoffe und gesunde Fette, die den Blutzucker langsam ansteigen lassen. Ein Mittagessen mit gegrilltem Hähnchen, Quinoa und gedünstetem Gemüse bietet eine ausgewogene Mischung aus Proteinen, Kohlenhydraten und Vitaminen. Für das Abendessen könnte ein Lachsfilet mit einer Beilage aus gedünstetem Brokkoli und Süßkartoffeln auf dem Plan stehen, was eine gute Quelle für Omega-3-Fettsäuren und komplexe Kohlenhydrate ist. Zwischenmahlzeiten wie ein Apfel oder eine Handvoll Mandeln helfen, den Blutzuckerspiegel zwischen den Hauptmahlzeiten stabil zu halten.

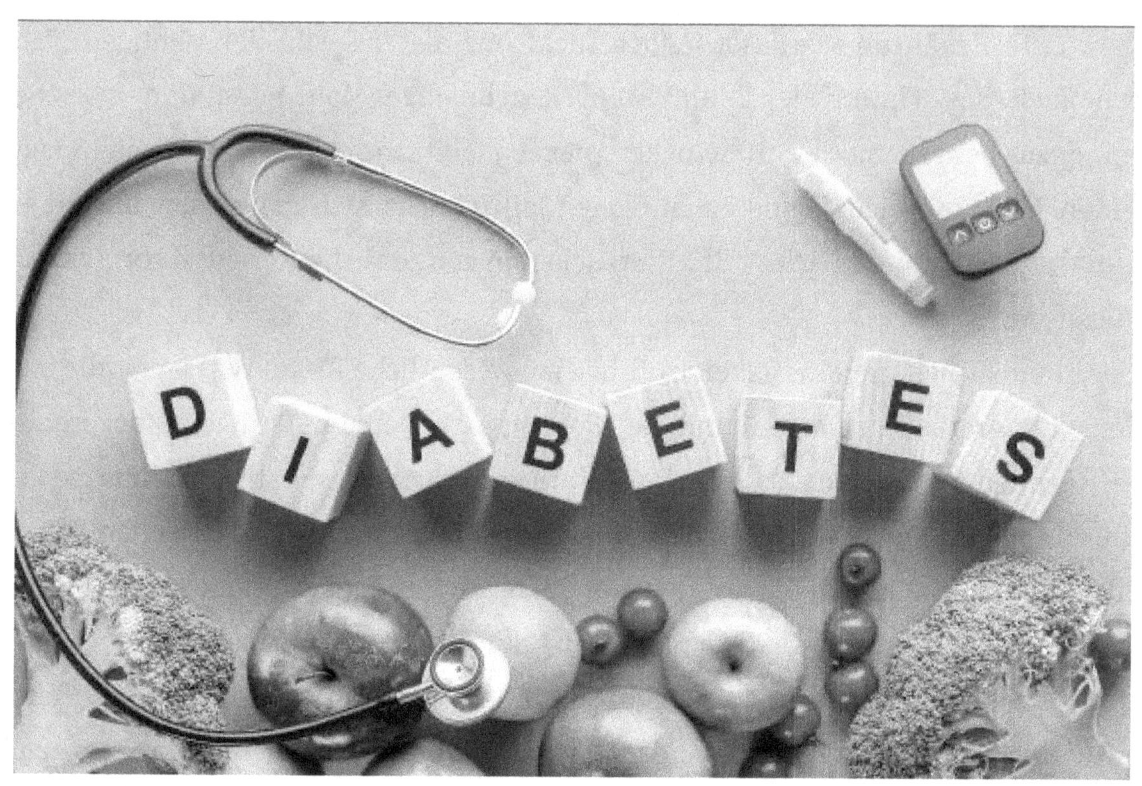

Überblick über den Inhalt des Buches

Dieses Buch bietet eine reiche Sammlung von über 100 köstlichen Rezepten, die speziell für Menschen mit Diabetes entwickelt wurden. Jedes Rezept zielt darauf ab, den Blutzuckerspiegel zu kontrollieren und gleichzeitig den Genuss nicht zu vernachlässigen.

Zu Beginn wird ein umfassender Überblick über bevorzugte und zu vermeidende Lebensmittel gegeben. Diese Informationen sind essenziell, um fundierte Entscheidungen beim Einkaufen und Kochen zu treffen.

Das Buch ist in mehrere Kapitel gegliedert, die den gesamten Tag abdecken – von kreativen Frühstücksideen über nahrhafte Mittags- und Abendgerichte bis hin zu leckeren Zwischenmahlzeiten und Snacks. Jede Mahlzeit ist darauf ausgerichtet, den Blutzucker stabil zu halten und gleichzeitig Geschmack und Vielfalt zu bieten.

Ein besonderes Highlight ist der 28-Tage-Plan, der einen strukturierten Leitfaden für eine ausgewogene Ernährung bietet. Dieser Plan hilft dabei, gesunde Essgewohnheiten zu etablieren und beizubehalten.

Abgerundet wird das Buch durch praktische Tipps und Ratschläge zur Diabetesbewältigung. Diese Anleitungen unterstützen den Leser dabei, den Alltag mit Diabetes besser zu meistern.

Dieses Buch ist mehr als nur eine Rezeptsammlung – es ist ein wertvoller Begleiter für eine gesunde und genussvolle Lebensweise mit Diabetes. Entdecken Sie, wie Sie Ihre Mahlzeiten genießen und gleichzeitig Ihren Blutzucker im Griff behalten können.

Kapitel 1: Bevorzugte und zu vermeidende Lebensmittel

Bevorzugte Lebensmittel

Komplexe Kohlenhydrate, ballaststoffreiche Lebensmittel, eiweißreiche Nahrungsmittel und gesunde Fette bilden die Grundlage einer ausgewogenen Diabetes-Diät. Diese Lebensmittel helfen dabei, den Blutzuckerspiegel zu stabilisieren, liefern wichtige Nährstoffe und fördern das allgemeine Wohlbefinden. Eine bewusste Auswahl und die richtige Menge dieser Nahrungsmittel sind entscheidend.

Lebensmittel	*Empfohlene Tagesmenge*
Vollkornprodukte	3-4 Portionen (je 1 Portion = 1/2 Tasse gekochter Reis, Quinoa oder Vollkornnudeln)
Gemüse	3-5 Portionen (je 1 Portion = 1 Tasse rohes Blattgemüse oder 1/2 Tasse gekochtes Gemüse)
Obst	2-4 Portionen (je 1 Portion = 1 mittelgroßer Apfel, Orange oder 1/2 Tasse Beeren)
Mageres Fleisch & Fisch	2-3 Portionen (je 1 Portion = 100-150 Gramm gekochtes Fleisch oder Fisch)
Hülsenfrüchte	1-2 Portionen (je 1 Portion = 1/2 Tasse gekochte Bohnen, Linsen oder Erbsen)
Milchprodukte (fettarm)	2-3 Portionen (je 1 Portion = 1 Tasse Milch oder Joghurt, 30 Gramm Käse)
Nüsse & Samen	1 Portion (je 1 Portion = 1/4 Tasse Nüsse oder 2 Esslöffel Samen)
Gesunde Fette	2-3 Portionen (je 1 Portion = 1 Esslöffel Olivenöl oder 1/4 Avocado)
Wasser	Mindestens 8 Gläser (je 1 Glas = 250 ml)

Diese Tabelle bietet eine einfache Orientierung, um eine ausgewogene und nährstoffreiche Ernährung zu gewährleisten. Die empfohlenen Mengen helfen dabei, die Nährstoffbedürfnisse zu decken und den Blutzuckerspiegel stabil zu halten.

Zu vermeidende Lebensmittel

Verarbeitete Lebensmittel, raffinierte Zucker, gesättigte und Transfette sowie hochkalorische Getränke gehören zu den Hauptverursachern von Blutzuckerschwankungen und sollten daher möglichst gemieden werden. Diese Lebensmittel bieten wenig bis keine Nährstoffe und können das Risiko für Komplikationen erhöhen.

Lebensmittel	Maximale empfohlene Tagesmenge
Raffinierter Zucker	< 25 Gramm (ca. 6 Teelöffel)
Weißes Brot und Teigwaren	< 1 Portion (je 1 Portion = 1 Scheibe Brot oder 1/2 Tasse gekochte Teigwaren)
Zuckerhaltige Getränke	Vermeiden, falls möglich; max. 1 kleines Glas (ca. 250 ml)
Fertiggerichte und Fast Food	Vermeiden, falls möglich; max. 1 kleine Portion pro Woche
Gebäck und Süßwaren	Vermeiden, falls möglich; max. 1 kleine Portion pro Woche
Gesättigte Fette (z.B. Butter, Schmalz)	< 10% der täglichen Kalorienaufnahme (ca. 20-30 Gramm)
Transfette (z.B. in Margarine, frittierten Lebensmitteln)	Vermeiden, falls möglich; max. 1-2 Gramm pro Tag
Hochkalorische Snacks (z.B. Chips, salzige Snacks)	Vermeiden, falls möglich; max. 1 kleine Portion pro Woche
Alkoholische Getränke	Max. 1 Getränk pro Tag für Frauen, max. 2 Getränke pro Tag für Männer (je 1 Getränk = ca. 150 ml Wein oder 350 ml Bier)

Raffinierter Zucker und verarbeitete Kohlenhydrate führen zu schnellen Blutzuckeranstiegen und sollten daher weitestgehend gemieden werden. Zuckerhaltige Getränke und alkoholische Getränke liefern leere Kalorien und können den Blutzuckerspiegel stark beeinflussen. Gesättigte und Transfette tragen zur Entwicklung von Herz-Kreislauf-Erkrankungen bei, was besonders für Menschen mit Diabetes gefährlich ist.

Tipps zur Auswahl der Zutaten

Die Auswahl der richtigen Zutaten ist entscheidend, um eine diabetesfreundliche Ernährung umzusetzen. Hier sind einige praktische Tipps, die Ihnen helfen können, gesunde Entscheidungen beim Einkaufen und Kochen zu treffen:

Frische und unverarbeitete Lebensmittel bevorzugen: Wählen Sie möglichst frische Zutaten und vermeiden Sie stark verarbeitete Lebensmittel. Frisches Obst, Gemüse, mageres Fleisch, Fisch, Hülsenfrüchte und Vollkornprodukte sind die beste Wahl. Sie enthalten mehr Nährstoffe und weniger Zusatzstoffe als verarbeitete Alternativen.

Etiketten lesen: Achten Sie beim Einkauf auf die Nährwertangaben und Inhaltsstoffe der Produkte. Vermeiden Sie Lebensmittel mit hohem Zucker-, Fett- und Natriumgehalt. Suchen Sie nach Produkten, die reich an Ballaststoffen, Proteinen und gesunden Fetten sind.

Portionsgrößen beachten: Halten Sie sich an die empfohlenen Portionsgrößen. Übermäßiger Konsum von selbst gesunden Lebensmitteln kann zu einer unerwünschten Gewichtszunahme und Blutzuckerschwankungen führen. Verwenden Sie Küchenwaagen und Messbecher, um die Mengen genau abzuschätzen.

Saisonale Produkte nutzen: Kaufen Sie saisonale und regionale Lebensmittel. Sie sind oft frischer, schmackhafter und nährstoffreicher als importierte Produkte. Außerdem unterstützen Sie so lokale Produzenten und tragen zur Nachhaltigkeit bei.

Fettarme Zubereitungsmethoden anwenden: Kochen Sie mit fettarmen Methoden wie Grillen, Backen, Dünsten oder Dämpfen. Vermeiden Sie frittierte Speisen und verwenden Sie gesunde Öle wie Olivenöl oder Rapsöl in Maßen.

Kreativität in der Küche: Experimentieren Sie mit verschiedenen Kräutern und Gewürzen, um Ihren Gerichten Geschmack zu verleihen, ohne auf ungesunde Zutaten zurückzugreifen. Zimt, Kurkuma, Knoblauch und Ingwer sind Beispiele für gesunde Geschmacksgeber.

Vollkornprodukte wählen: Ersetzen Sie raffinierte Getreideprodukte durch Vollkornalternativen. Vollkornbrot, brauner Reis, Quinoa und Haferflocken sind reich an

Ballaststoffen und haben einen niedrigeren glykämischen Index, was bedeutet, dass sie den Blutzucker langsamer ansteigen lassen.

Proteinreiche Snacks einplanen: Halten Sie gesunde, proteinreiche Snacks wie Nüsse, Samen, griechischen Joghurt oder Hummus bereit. Diese helfen, den Blutzuckerspiegel stabil zu halten und Heißhungerattacken vorzubeugen.

Hydration nicht vergessen: Trinken Sie ausreichend Wasser. Wasser ist die beste Wahl, um hydratisiert zu bleiben, da es keine Kalorien und keinen Zucker enthält. Ungesüßter Tee und Kaffee in Maßen sind ebenfalls akzeptabel.

Versteckte Zuckerquellen identifizieren: Achten Sie auf versteckte Zuckerquellen in Lebensmitteln wie Soßen, Dressings und verarbeiteten Lebensmitteln. Zucker kann unter verschiedenen Namen aufgeführt sein, wie Fruktose, Glukosesirup, Saccharose oder Maltose.

Planung und Vorbereitung: Planen Sie Ihre Mahlzeiten im Voraus und bereiten Sie gesunde Snacks und Mahlzeiten vor, die Sie unterwegs mitnehmen können. Dies hilft, Versuchungen zu widerstehen und gesunde Entscheidungen zu treffen, auch wenn Sie beschäftigt sind.

Einkaufsliste erstellen: Erstellen Sie eine Einkaufsliste mit gesunden Lebensmitteln und halten Sie sich daran. Vermeiden Sie Spontankäufe von ungesunden Snacks und verarbeiteten Lebensmitteln.

Indem Sie diese Tipps zur Auswahl der Zutaten befolgen, können Sie eine ausgewogene und diabetesfreundliche Ernährung gewährleisten. Dies hilft nicht nur, den Blutzuckerspiegel zu kontrollieren, sondern trägt auch zur allgemeinen Gesundheit und Lebensqualität bei.

Kapitel 2: Frühstücksideen

Smoothies

1. Heidelbeer-Mandel-Smoothie

Zubereitungszeit: 5 Minuten | **Kochzeit:** - | **Portionen:** 2

Schwierigkeit: Leicht

Zutaten:

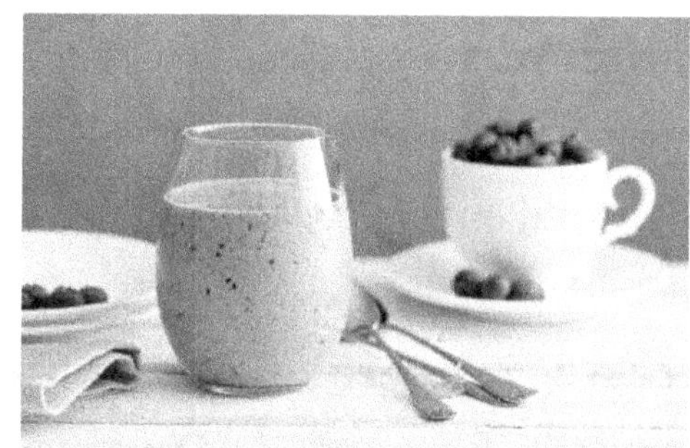

- 200 g frische Heidelbeeren
- 1 reife Banane
- 250 ml ungesüßte Mandelmilch
- 1 Esslöffel Mandelmus
- 1 Teelöffel Chiasamen
- 1 Teelöffel Zimt
- Eiswürfel nach Bedarf

Zubereitung:

1. Heidelbeeren waschen und abtropfen lassen.
2. Banane schälen und in Scheiben schneiden.
3. Alle Zutaten in einen Mixer geben.
4. Auf hoher Stufe mixen, bis der Smoothie eine cremige Konsistenz erreicht.
5. In Gläser füllen und sofort servieren.

Nährwerte (pro Portion): Kalorien: 180 | Fett: 6 g | Kohlenhydrate: 30 g | Protein: 4 g | Zucker: 18 g | Natrium: 100 mg

Zubereitungszeit: 5 Minuten | **Kochzeit:** - | **Portionen:** 2

Schwierigkeit: Leicht

Zutaten:

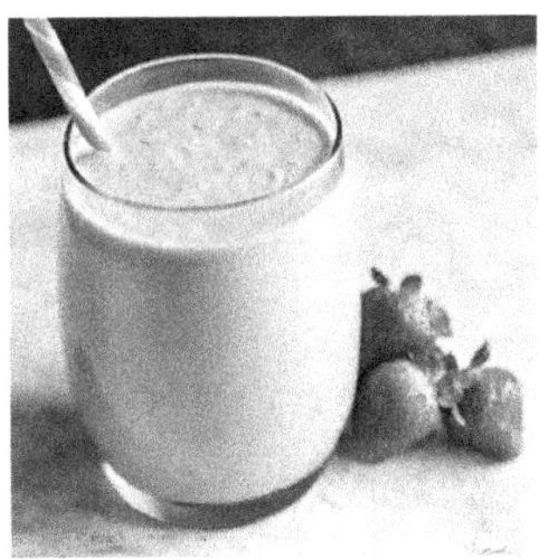

- 1 reife Avocado
- 1 Handvoll Spinat
- 1 kleiner Apfel
- 250 ml Kokoswasser
- 1 Esslöffel Limettensaft
- 1 Teelöffel Leinsamen
- Eiswürfel nach Bedarf

Zubereitung:

1. Avocado entkernen, schälen und das Fruchtfleisch herauslösen.
2. Spinat waschen und abtropfen lassen.
3. Apfel entkernen und in Stücke schneiden.
4. Alle Zutaten in den Mixer geben.
5. Auf hoher Stufe mixen, bis der Smoothie glatt ist.
6. In Gläser füllen und sofort servieren.

Nährwerte (pro Portion): Kalorien: 210 | Fett: 10 g | Kohlenhydrate: 28 g | Protein: 3 g | Zucker: 14 g | Natrium: 80 mg

3. Erdbeer-Kokos-Smoothie

Zubereitungszeit: 5 Minuten | **Kochzeit:** - | **Portionen:** 2

Schwierigkeit: Leicht

Zutaten:

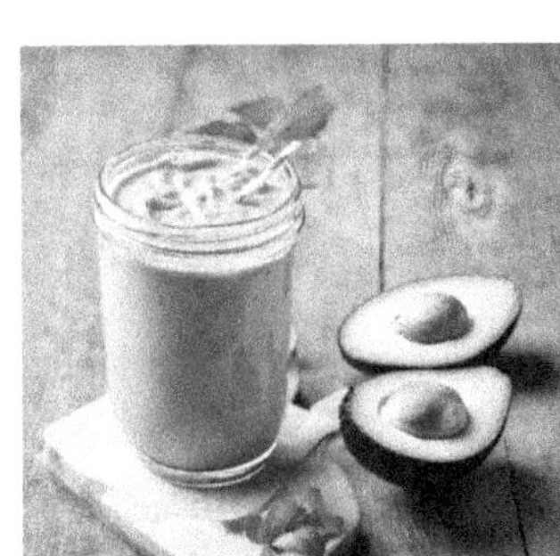

- 200 g frische Erdbeeren
- 1 kleine Banane
- 250 ml ungesüßte Kokosmilch
- 1 Esslöffel Kokosraspeln
- 1 Teelöffel Honig
- Eiswürfel nach Bedarf

Zubereitung:

1. Erdbeeren waschen und den Strunk entfernen.

2. Banane schälen und in Stücke schneiden.

3. Alle Zutaten in den Mixer geben.

4. Auf hoher Stufe mixen, bis der Smoothie cremig ist.

5. In Gläser füllen und sofort servieren.

Nährwerte (pro Portion): Kalorien: 190 | Fett: 8 g | Kohlenhydrate: 28 g | Protein: 2 g | Zucker: 18 g | Natrium: 50 mg

4. Beeren-Mix-Smoothie

Zubereitungszeit: 5 Minuten | **Kochzeit:** - | **Portionen:** 2

Schwierigkeit: Leicht

Zutaten:

- 100 g Himbeeren
- 100 g Blaubeeren
- 100 g Brombeeren
- 250 ml ungesüßte Mandelmilch
- 1 Esslöffel Chiasamen
- 1 Teelöffel Vanilleextrakt
- Eiswürfel nach Bedarf

Zubereitung:

1. Beeren waschen und abtropfen lassen.

2. Alle Zutaten in den Mixer geben.

3. Auf hoher Stufe mixen, bis der Smoothie eine glatte Konsistenz erreicht.

4. In Gläser füllen und sofort servieren.

Nährwerte (pro Portion): Kalorien: 170 | Fett: 5 g | Kohlenhydrate: 29 g | Protein: 4 g | Zucker: 16 g | Natrium: 90 mg

Zubereitungszeit: 5 Minuten | **Kochzeit:** - | **Portionen:** 2

Schwierigkeit: Leicht

Zutaten:

- 2 reife Pfirsiche
- 1 kleine Banane
- 250 ml ungesüßte Sojamilch
- 1 Teelöffel frisch geriebener Ingwer
- 1 Teelöffel Leinsamen
- Eiswürfel nach Bedarf

Zubereitung:

1. Pfirsiche entkernen und in Stücke schneiden.
2. Banane schälen und in Scheiben schneiden.
3. Alle Zutaten in den Mixer geben.
4. Auf hoher Stufe mixen, bis der Smoothie glatt ist.
5. In Gläser füllen und sofort servieren.

Nährwerte (pro Portion): Kalorien: 180 | Fett: 4 g | Kohlenhydrate: 33 g | Protein: 5 g | Zucker: 19 g | Natrium: 70 mg

Zubereitungszeit: 5 Minuten | **Kochzeit:** - | **Portionen:** 2

Schwierigkeit: Leicht

Zutaten:

- 2 Kiwis
- 1 Handvoll Spinat
- 1 kleiner Apfel
- 250 ml ungesüßter grüner Tee, abgekühlt
- 1 Teelöffel Chiasamen
- Eiswürfel nach Bedarf

Zubereitung:

1. Kiwis schälen und in Stücke schneiden.
2. Spinat waschen und abtropfen lassen.
3. Apfel entkernen und in Stücke schneiden.

4. Alle Zutaten in den Mixer geben.

5. Auf hoher Stufe mixen, bis der Smoothie eine glatte Konsistenz erreicht.

6. In Gläser füllen und sofort servieren.

Nährwerte (pro Portion): Kalorien: 150 | Fett: 3 g | Kohlenhydrate: 30 g | Protein: 3 g | Zucker: 16 g | Natrium: 40 mg

7. Mango-Kurkuma-Smoothie

Zubereitungszeit: 5 Minuten | **Kochzeit:** - | **Portionen:** 2

Schwierigkeit: Leicht

Zutaten:

- 1 reife Mango
- 1 kleine Banane
- 250 ml ungesüßte Mandelmilch
- 1 Teelöffel Kurkumapulver
- 1 Teelöffel Leinsamen
- Eiswürfel nach Bedarf

Zubereitung:

1. Mango schälen und das Fruchtfleisch vom Kern schneiden.

2. Banane schälen und in Stücke schneiden.

3. Alle Zutaten in den Mixer geben.

4. Auf hoher Stufe mixen, bis der Smoothie cremig ist.

5. In Gläser füllen und sofort servieren.

Nährwerte (pro Portion): Kalorien: 200 | Fett: 4 g | Kohlenhydrate: 38 g | Protein: 3 g | Zucker: 24 g | Natrium: 60 mg

8. Apfel-Zimt-Smoothie

Zubereitungszeit: 5 Minuten | **Kochzeit:** - | **Portionen:** 2

Schwierigkeit: Leicht

Zutaten:

- 2 kleine Äpfel
- 1 kleine Banane
- 250 ml ungesüßte Mandelmilch
- 1 Teelöffel Zimt
- 1 Teelöffel Chiasamen

- Eiswürfel nach Bedarf

Zubereitung:

1. Äpfel entkernen und in Stücke schneiden.
2. Banane schälen und in Scheiben schneiden.
3. Alle Zutaten in den Mixer geben.
4. Auf hoher Stufe mixen, bis der Smoothie glatt ist.
5. In Gläser füllen und sofort servieren.

Nährwerte (pro Portion): Kalorien: 190 | Fett: 3 g | Kohlenhydrate: 38 g | Protein: 3 g | Zucker: 24 g | Natrium: 40 mg

9. Orangen-Karotten-Smoothie

Zubereitungszeit: 5 Minuten | **Kochzeit:** - | **Portionen:** 2

Schwierigkeit: Leicht

Zutaten:

- 2 Orangen
- 2 kleine Karotten
- 1 kleine Banane
- 250 ml ungesüßtes Kokoswasser
- 1 Teelöffel Chiasamen
- Eiswürfel nach Bedarf

Zubereitung:

1. Orangen schälen und in Stücke schneiden.
2. Karotten schälen und in Scheiben schneiden.
3. Banane schälen und in Stücke schneiden.
4. Alle Zutaten in den Mixer geben.
5. Auf hoher Stufe mixen, bis der Smoothie cremig ist.
6. In Gläser füllen und sofort servieren.

Nährwerte (pro Portion): Kalorien: 180 | Fett: 2 g | Kohlenhydrate: 42 g | Protein: 3 g | Zucker: 26 g | Natrium: 45 mg

10. Himbeer-Minz-Smoothie

Zubereitungszeit: 5 Minuten | **Kochzeit:** - | **Portionen:** 2

Schwierigkeit: Leicht

Zutaten:

- 200 g frische Himbeeren

- 1 kleine Banane

- 250 ml ungesüßte Mandelmilch

- 1 Teelöffel frische Minze, gehackt

- 1 Teelöffel Chiasamen

- Eiswürfel nach Bedarf

Zubereitung:

1. Himbeeren waschen und abtropfen lassen.

2. Banane schälen und in Stücke schneiden.

3. Alle Zutaten in den Mixer geben.

4. Auf hoher Stufe mixen, bis der Smoothie eine glatte Konsistenz erreicht.

5. In Gläser füllen und sofort servieren.

Nährwerte (pro Portion): Kalorien: 170 | Fett: 3 g | Kohlenhydrate: 32 g | Protein: 4 g | Zucker: 18 g | Natrium: 30 mg

11.	Blaubeer-Kefir-Smoothie

Zubereitungszeit: 5 Minuten | **Kochzeit:** - | **Portionen:** 2

Schwierigkeit: Leicht

Zutaten:

- 200 g frische Blaubeeren

- 1 kleine Banane

- 250 ml fettarmer Kefir

- 1 Teelöffel Leinsamen

- 1 Teelöffel Honig

- Eiswürfel nach Bedarf

Zubereitung:

1. Blaubeeren waschen und abtropfen lassen.

2. Banane schälen und in Scheiben schneiden.

3. Alle Zutaten in den Mixer geben.

4. Auf hoher Stufe mixen, bis der Smoothie cremig ist.

5. In Gläser füllen und sofort servieren.

Nährwerte (pro Portion): Kalorien: 190 | Fett: 4 g | Kohlenhydrate: 35 g | Protein: 5 g | Zucker: 22 g | Natrium: 60 mg

12.   Beeren-Porridge

Zubereitungszeit: 5 Minuten | **Kochzeit:** 10 Minuten | **Portionen:** 2

Schwierigkeit: Leicht

Zutaten:

- 100 g Haferflocken
- 300 ml ungesüßte Mandelmilch
- 100 g gemischte Beeren (z.B. Himbeeren, Blaubeeren, Erdbeeren)
- 1 Esslöffel Chiasamen
- 1 Teelöffel Zimt
- 1 Teelöffel Honig (optional)

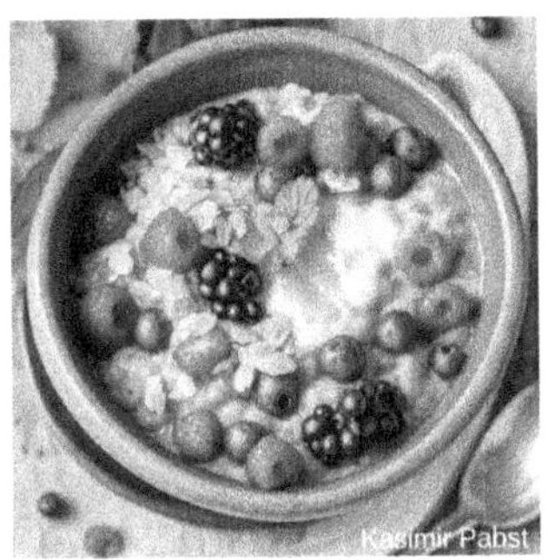

Zubereitung:

1. Haferflocken und Mandelmilch in einen Topf geben.
2. Auf mittlerer Hitze unter ständigem Rühren zum Kochen bringen.
3. Hitze reduzieren und 5-7 Minuten köcheln lassen, bis der Porridge dick wird.
4. Beeren, Chiasamen und Zimt hinzufügen und gut vermischen.
5. In Schüsseln füllen und mit einem Teelöffel Honig garnieren, falls gewünscht.

Nährwerte (pro Portion): Kalorien: 250 | Fett: 6 g | Kohlenhydrate: 45 g | Protein: 7 g | Zucker: 12 g | Natrium: 50 mg

13.   Apfel-Zimt-Porridge

Zubereitungszeit: 5 Minuten | **Kochzeit:** 10 Minuten | **Portionen:** 2

Schwierigkeit: Leicht

Zutaten:

- 100 g Haferflocken
- 300 ml ungesüßte Sojamilch
- 1 großer Apfel, gewürfelt
- 1 Teelöffel Zimt
- 1 Esslöffel Leinsamen
- 1 Teelöffel Ahornsirup (optional)

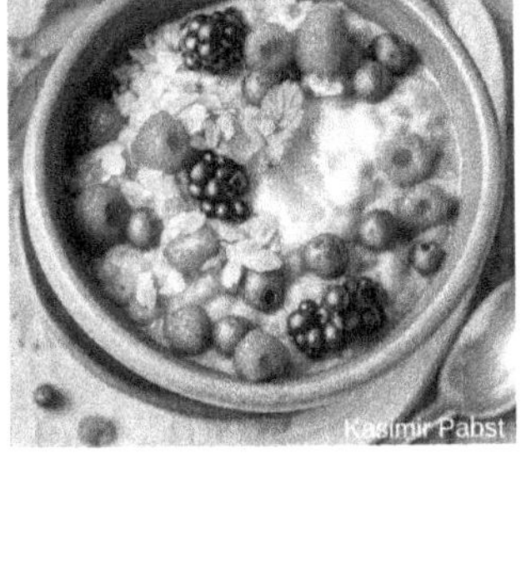

Zubereitung:

1. Haferflocken und Sojamilch in einen Topf geben.
2. Auf mittlerer Hitze unter Rühren zum Kochen bringen.

3. Hitze reduzieren und 5-7 Minuten köcheln lassen, bis der Porridge andickt.

4. Apfelwürfel, Zimt und Leinsamen hinzufügen und gut vermischen.

5. In Schüsseln füllen und mit einem Teelöffel Ahornsirup garnieren, falls gewünscht.

Nährwerte (pro Portion): Kalorien: 260 | Fett: 5 g | Kohlenhydrate: 48 g | Protein: 8 g | Zucker: 14 g | Natrium: 55 mg

14. Mango-Kokos-Porridge

Zubereitungszeit: 5 Minuten | **Kochzeit:** 10 Minuten | **Portionen:** 2

Schwierigkeit: Leicht

Zutaten:

- 100 g Haferflocken
- 300 ml ungesüßte Kokosmilch
- 1 reife Mango, gewürfelt
- 1 Esslöffel Kokosraspeln
- 1 Teelöffel Kurkuma
- 1 Teelöffel Agavendicksaft (optional)

Zubereitung:

1. Haferflocken und Kokosmilch in einen Topf geben.

2. Unter ständigem Rühren zum Kochen bringen.

3. Hitze reduzieren und 5-7 Minuten köcheln lassen, bis der Porridge dick wird.

4. Mangowürfel, Kokosraspeln und Kurkuma hinzufügen und gut vermischen.

5. In Schüsseln füllen und mit einem Teelöffel Agavendicksaft garnieren, falls gewünscht.

Nährwerte (pro Portion): Kalorien: 280 | Fett: 8 g | Kohlenhydrate: 50 g | Protein: 6 g | Zucker: 15 g | Natrium: 40 mg

15. Schoko-Bananen-Porridge

Zubereitungszeit: 5 Minuten | **Kochzeit:** 10 Minuten | **Portionen:** 2

Schwierigkeit: Leicht

Zutaten:

- 100 g Haferflocken
- 300 ml ungesüßte Mandelmilch
- 1 reife Banane, in Scheiben
- 1 Esslöffel Kakaopulver
- 1 Teelöffel Chiasamen

- 1 Teelöffel Honig (optional)

Zubereitung:

1. Haferflocken und Mandelmilch in einen Topf geben.
2. Auf mittlerer Hitze unter Rühren zum Kochen bringen.
3. Hitze reduzieren und 5-7 Minuten köcheln lassen, bis der Porridge andickt.
4. Bananenscheiben, Kakaopulver und Chiasamen hinzufügen und gut vermischen.
5. In Schüsseln füllen und mit einem Teelöffel Honig garnieren, falls gewünscht.

Nährwerte (pro Portion): Kalorien: 270 | Fett: 6 g | Kohlenhydrate: 50 g | Protein: 7 g | Zucker: 18 g | Natrium: 45 mg

16. Schoko-Bananen-Porridge

Zubereitungszeit: 5 Minuten | **Kochzeit:** 10 Minuten | **Portionen:** 2

Schwierigkeit: Leicht

Zutaten:

- 100 g Haferflocken
- 300 ml ungesüßte Mandelmilch
- 1 Esslöffel Erdnussbutter
- 1 Teelöffel Zimt
- 1 Esslöffel gehackte Walnüsse
- 1 Teelöffel Ahornsirup (optional)

Zubereitung:

1. Haferflocken und Mandelmilch in einen Topf geben.
2. Unter ständigem Rühren zum Kochen bringen.
3. Hitze reduzieren und 5-7 Minuten köcheln lassen, bis der Porridge dick wird.
4. Erdnussbutter, Zimt und gehackte Walnüsse hinzufügen und gut vermischen.
5. In Schüsseln füllen und mit einem Teelöffel Ahornsirup garnieren, falls gewünscht.

Nährwerte (pro Portion): Kalorien: 290 | Fett: 10 g | Kohlenhydrate: 48 g | Protein: 8 g | Zucker: 12 g | Natrium: 60 mg

17. Quinoa-Porridge mit Beeren

Zubereitungszeit: 5 Minuten | **Kochzeit:** 15 Minuten | **Portionen:** 2

Schwierigkeit: Mittel

Zutaten:

- 100 g Quinoa
- 300 ml ungesüßte Mandelmilch
- 100 g gemischte Beeren (z.B. Himbeeren, Blaubeeren, Erdbeeren)
- 1 Esslöffel Chiasamen
- 1 Teelöffel Zimt
- 1 Teelöffel Agavendicksaft (optional)

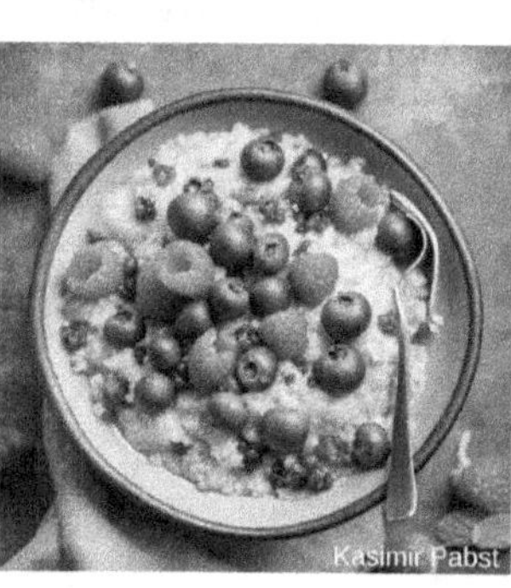

Zubereitung:

1. Quinoa gründlich abspülen und in einen Topf geben.
2. Mandelmilch hinzufügen und unter Rühren zum Kochen bringen.
3. Hitze reduzieren und 10-12 Minuten köcheln lassen, bis die Quinoa weich ist.
4. Beeren, Chiasamen und Zimt hinzufügen und gut vermischen.
5. In Schüsseln füllen und mit einem Teelöffel Agavendicksaft garnieren, falls gewünscht.

Nährwerte (pro Portion): Kalorien: 280 | Fett: 7 g | Kohlenhydrate: 45 g | Protein: 9 g | Zucker: 12 g | Natrium: 35 mg

---

18.   Bircher-Müsli

Zubereitungszeit: 10 Minuten | **Kochzeit:** - | **Portionen:** 2

Schwierigkeit: Leicht

Zutaten:

- 100 g Haferflocken
- 200 ml ungesüßte Mandelmilch
- 1 Apfel, gerieben
- 1 kleine Banane, zerdrückt
- 1 Esslöffel Rosinen
- 1 Esslöffel gehackte Mandeln
- 1 Teelöffel Zimt

Zubereitung:

1. Haferflocken und Mandelmilch in eine Schüssel geben und über Nacht im Kühlschrank einweichen lassen.
2. Am Morgen geriebenen Apfel und zerdrückte Banane hinzufügen.
3. Rosinen, gehackte Mandeln und Zimt einrühren.
4. Gut vermischen und in Schüsseln füllen.
5. Sofort servieren oder für später im Kühlschrank aufbewahren.

Nährwerte (pro Portion): Kalorien: 310 | Fett: 8 g | Kohlenhydrate: 55 g | Protein: 7 g | Zucker: 22 g | Natrium: 40 mg

19.   Tropisches Müsli

Zubereitungszeit: 10 Minuten | **Kochzeit:** - | **Portionen:** 2

Schwierigkeit: Leicht

Zutaten:

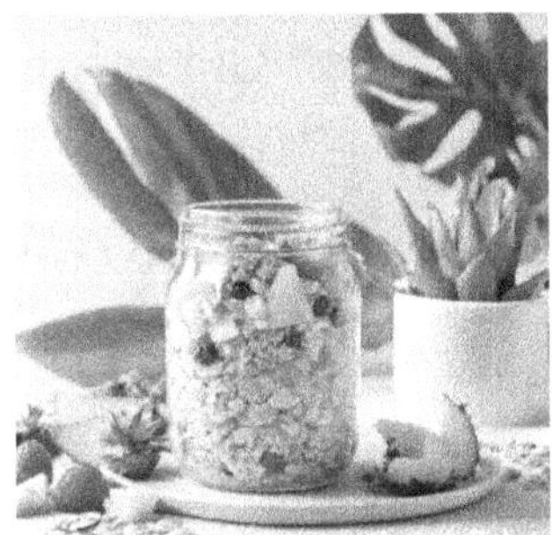

- 100 g Haferflocken
- 200 ml ungesüßte Kokosmilch
- 1 kleine Ananas, gewürfelt
- 1 kleine Mango, gewürfelt
- 1 Esslöffel Kokosraspeln
- 1 Teelöffel Chiasamen

Zubereitung:

1. Haferflocken und Kokosmilch in eine Schüssel geben und über Nacht im Kühlschrank einweichen lassen.
2. Am Morgen gewürfelte Ananas und Mango hinzufügen.
3. Kokosraspeln und Chiasamen einrühren.
4. Gut vermischen und in Schüsseln füllen.
5. Sofort servieren oder für später im Kühlschrank aufbewahren.

Nährwerte (pro Portion): Kalorien: 320 | Fett: 9 g | Kohlenhydrate: 56 g | Protein: 6 g | Zucker: 25 g | Natrium: 30 mg

20.   Schoko-Kirsch-Müsli

Zubereitungszeit: 10 Minuten | **Kochzeit:** - | **Portionen:** 2

Schwierigkeit: Leicht

Zutaten:

- 100 g Haferflocken
- 200 ml ungesüßte Mandelmilch
- 100 g entsteinte Kirschen, halbiert
- 1 Esslöffel Kakaopulver
- 1 Esslöffel gehackte Haselnüsse
- 1 Teelöffel Honig (optional)

Zubereitung:

1. Haferflocken und Mandelmilch in eine Schüssel geben und über Nacht im Kühlschrank einweichen lassen.

2. Am Morgen halbierte Kirschen hinzufügen.

3. Kakaopulver und gehackte Haselnüsse einrühren.

4. Gut vermischen und in Schüsseln füllen.

5. Mit einem Teelöffel Honig garnieren, falls gewünscht, und sofort servieren.

Nährwerte (pro Portion): Kalorien: 330 | Fett: 10 g | Kohlenhydrate: 55 g | Protein: 7 g | Zucker: 20 g | Natrium: 35 mg

21.   Heidelbeer-Vanille-Müsli

Zubereitungszeit: 10 Minuten | **Kochzeit:** - | **Portionen:** 2

Schwierigkeit: Leicht

Zutaten:

- 100 g Haferflocken
- 200 ml ungesüßte Sojamilch
- 100 g frische Heidelbeeren
- 1 Teelöffel Vanilleextrakt
- 1 Esslöffel Chiasamen
- 1 Teelöffel Ahornsirup (optional)

Zubereitung:

1. Haferflocken und Sojamilch in eine Schüssel geben und über Nacht im Kühlschrank einweichen lassen.

2. Am Morgen frische Heidelbeeren hinzufügen.

3. Vanilleextrakt und Chiasamen einrühren.

4. Gut vermischen und in Schüsseln füllen.

5. Mit einem Teelöffel Ahornsirup garnieren, falls gewünscht, und sofort servieren.

Nährwerte (pro Portion): Kalorien: 290 | Fett: 6 g | Kohlenhydrate: 50 g | Protein: 8 g | Zucker: 15 g | Natrium: 40 mg

22.   Cranberry-Haselnuss-Müsli

Zubereitungszeit: 10 Minuten | **Kochzeit:** - | **Portionen:** 2

Schwierigkeit: Leicht

Zutaten:

- 100 g Haferflocken
- 200 ml ungesüßte Mandelmilch
- 1 Esslöffel getrocknete Cranberries
- 1 Esslöffel gehackte Haselnüsse
- 1 Teelöffel Zimt
- 1 Teelöffel Agavendicksaft (optional)

Zubereitung:

1. Haferflocken und Mandelmilch in eine Schüssel geben und über Nacht im Kühlschrank einweichen lassen.
2. Am Morgen getrocknete Cranberries und gehackte Haselnüsse hinzufügen.
3. Zimt einrühren und gut vermischen.
4. In Schüsseln füllen und mit einem Teelöffel Agavendicksaft garnieren, falls gewünscht.
5. Sofort servieren oder für später im Kühlschrank aufbewahren.

Nährwerte (pro Portion): Kalorien: 310 | Fett: 8 g | Kohlenhydrate: 55 g | Protein: 7 g | Zucker: 18 g | Natrium: 35 mg

Kapitel 3: Mittagsgerichte

Gerichte mit Huhn

23.	Zitronen-Kräuter-Hähnchen

Zubereitungszeit: 10 Minuten | **Kochzeit:** 25 Minuten | **Portionen:** 2

Schwierigkeit: Leicht

Zutaten:

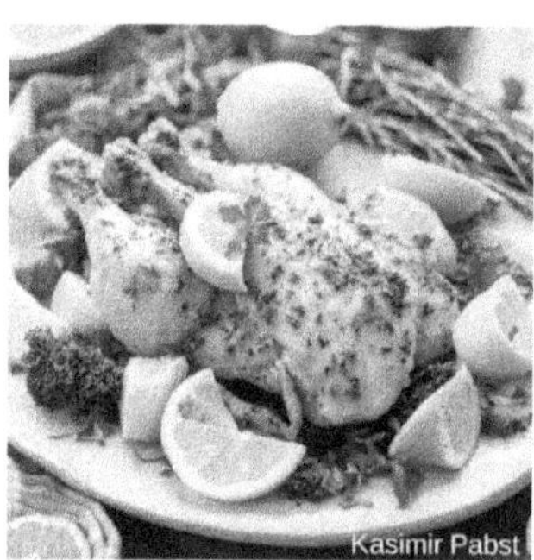

- 2 Hähnchenbrustfilets
- 1 Zitrone, entsaftet und abgerieben
- 2 Knoblauchzehen, gehackt
- 1 Esslöffel frische Thymianblätter
- 1 Esslöffel frische Rosmarinnadeln, gehackt
- 1 Esslöffel Olivenöl
- Salz und Pfeffer nach Geschmack
- 1 Handvoll Babyspinat

Zubereitung:

1. Den Backofen auf 200 °C vorheizen.
2. Hähnchenbrustfilets mit Zitronensaft und -abrieb, Knoblauch, Thymian, Rosmarin, Olivenöl, Salz und Pfeffer marinieren.
3. Hähnchenbrustfilets in eine Auflaufform legen und mit der Marinade bedecken.
4. Im vorgeheizten Ofen 20-25 Minuten backen, bis das Hähnchen durchgegart ist.
5. Hähnchenbrustfilets auf einem Bett aus frischem Babyspinat servieren.

Nährwerte (pro Portion): Kalorien: 280 | Fett: 10 g | Kohlenhydrate: 4 g | Protein: 40 g | Zucker: 1 g | Natrium: 75 mg

24.	Hähnchen-Gemüse-Pfanne

Zubereitungszeit: 15 Minuten | **Kochzeit:** 20 Minuten | **Portionen:** 2

Schwierigkeit: Mittel

Zutaten:

- 2 Hähnchenbrustfilets, in Streifen geschnitten
- 1 rote Paprika, in Streifen geschnitten

- 1 gelbe Paprika, in Streifen geschnitten
- 1 Zucchini, in Scheiben geschnitten
- 1 rote Zwiebel, in Ringe geschnitten
- 2 Esslöffel Sojasauce (natriumarm)
- 1 Esslöffel Sesamöl
- 1 Teelöffel frisch geriebener Ingwer
- 1 Knoblauchzehe, gehackt

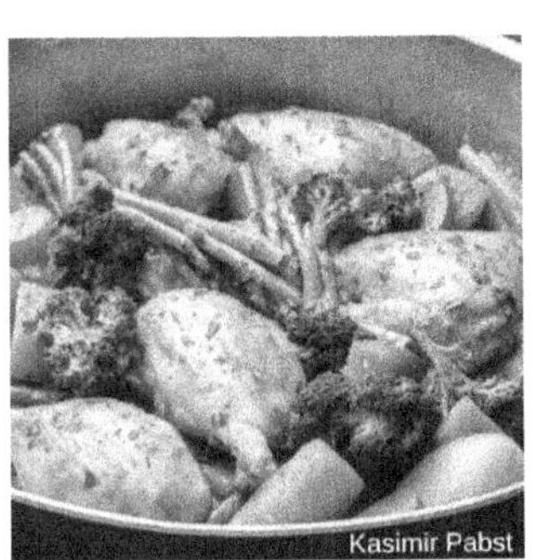

Zubereitung:

1. Sesamöl in einer großen Pfanne erhitzen.
2. Hähnchenstreifen bei mittlerer Hitze anbraten, bis sie goldbraun sind.
3. Ingwer und Knoblauch hinzufügen und kurz mitbraten.
4. Paprika, Zucchini und Zwiebelringe hinzufügen und alles gut vermengen.
5. Mit Sojasauce ablöschen und 5-7 Minuten köcheln lassen, bis das Gemüse weich ist.

Nährwerte (pro Portion): Kalorien: 320 | Fett: 12 g | Kohlenhydrate: 15 g | Protein: 35 g | Zucker: 6 g | Natrium: 200 mg

---

25.   Mediterranes Hähnchen mit Oliven

Zubereitungszeit: 10 Minuten | **Kochzeit:** 30 Minuten | **Portionen:** 2

Schwierigkeit: Leicht

Zutaten:

- 2 Hähnchenbrustfilets
- 1 Dose gehackte Tomaten (400 g)
- 1 rote Zwiebel, fein gehackt
- 1 Knoblauchzehe, gehackt
- 50 g grüne Oliven, entsteint und halbiert
- 1 Esslöffel Kapern, abgespült
- 1 Teelöffel getrockneter Oregano
- 1 Esslöffel Olivenöl
- Salz und Pfeffer nach Geschmack

Zubereitung:

1. Olivenöl in einer Pfanne erhitzen und die Hähnchenbrustfilets von beiden Seiten anbraten.
2. Zwiebel und Knoblauch hinzufügen und anbraten, bis sie weich sind.
3. Gehackte Tomaten, Oliven, Kapern und Oregano hinzufügen.

4. Mit Salz und Pfeffer abschmecken und zugedeckt bei mittlerer Hitze 20 Minuten köcheln lassen.

5. Hähnchenbrustfilets mit der Sauce übergießen und servieren.

Nährwerte (pro Portion): Kalorien: 290 | Fett: 12 g | Kohlenhydrate: 10 g | Protein: 38 g | Zucker: 5 g | Natrium: 180 mg

26. Curry mit Huhn und Kichererbsen

Zubereitungszeit: 15 Minuten | **Kochzeit:** 25 Minuten | **Portionen:** 2

Schwierigkeit: Mittel

Zutaten:

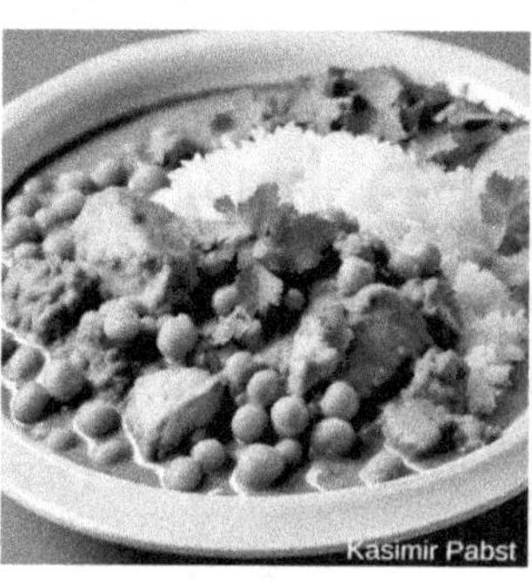

- 2 Hähnchenbrustfilets, gewürfelt
- 1 Dose Kichererbsen (400 g), abgespült und abgetropft
- 1 Dose Kokosmilch (400 ml)
- 1 Zwiebel, fein gehackt
- 2 Knoblauchzehen, gehackt
- 1 Teelöffel Currypulver
- 1 Teelöffel Kurkuma
- 1 Teelöffel Kreuzkümmel
- 1 Esslöffel Kokosöl
- Salz und Pfeffer nach Geschmack

Zubereitung:

1. Kokosöl in einer großen Pfanne erhitzen.
2. Zwiebel und Knoblauch anbraten, bis sie weich sind.
3. Hähnchenwürfel hinzufügen und anbraten, bis sie goldbraun sind.
4. Currypulver, Kurkuma und Kreuzkümmel hinzufügen und gut vermischen.
5. Kichererbsen und Kokosmilch hinzufügen, mit Salz und Pfeffer abschmecken und 15 Minuten köcheln lassen.

Nährwerte (pro Portion): Kalorien: 350 | Fett: 18 g | Kohlenhydrate: 20 g | Protein: 30 g | Zucker: 2 g | Natrium: 150 mg

27. Hähnchen-Quinoa-Salat

Zubereitungszeit: 15 Minuten | **Kochzeit:** 15 Minuten | **Portionen:** 2

Schwierigkeit: Leicht

Zutaten:

- 2 Hähnchenbrustfilets, gegrillt und in Scheiben geschnitten
- 100 g Quinoa
- 1 rote Paprika, gewürfelt
- 1 Gurke, gewürfelt
- 1 Avocado, gewürfelt
- 1 Handvoll Kirschtomaten, halbiert
- 1 Handvoll frische Petersilie, gehackt
- Saft einer Zitrone
- 1 Esslöffel Olivenöl
- Salz und Pfeffer nach Geschmack

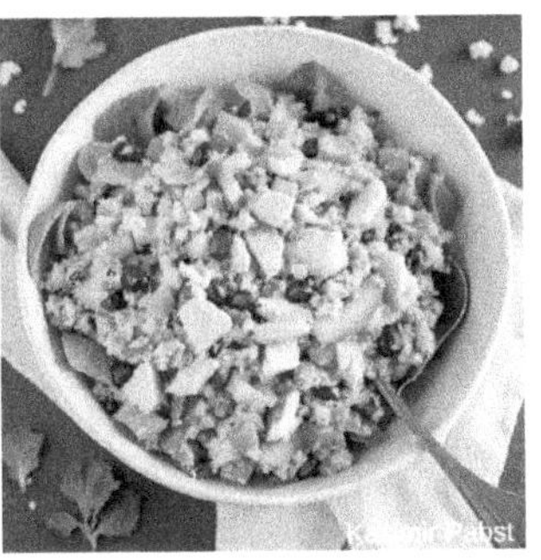

Zubereitung:

1. Quinoa nach Packungsanweisung kochen und abkühlen lassen.
2. In einer großen Schüssel Hähnchen, Quinoa, Paprika, Gurke, Avocado, Kirschtomaten und Petersilie vermischen.
3. Zitronensaft und Olivenöl darüber geben.
4. Mit Salz und Pfeffer abschmecken und gut vermischen.
5. Den Salat auf zwei Tellern anrichten und servieren.

Nährwerte (pro Portion): Kalorien: 400 | Fett: 18 g | Kohlenhydrate: 35 g | Protein: 30 g | Zucker: 6 g | Natrium: 75 mg

28. Hähnchen-Spinat-Wraps

Zubereitungszeit: 10 Minuten | **Kochzeit:** 10 Minuten | **Portionen:** 2

Schwierigkeit: Leicht

Zutaten:

- 2 Hähnchenbrustfilets, gegrillt und in Streifen geschnitten
- 2 Vollkorn-Tortillas
- 1 Handvoll frischer Babyspinat
- 1 Avocado, in Scheiben geschnitten
- 1 Tomate, gewürfelt
- 1 Esslöffel griechischer Joghurt
- 1 Teelöffel Zitronensaft
- Salz und Pfeffer nach Geschmack

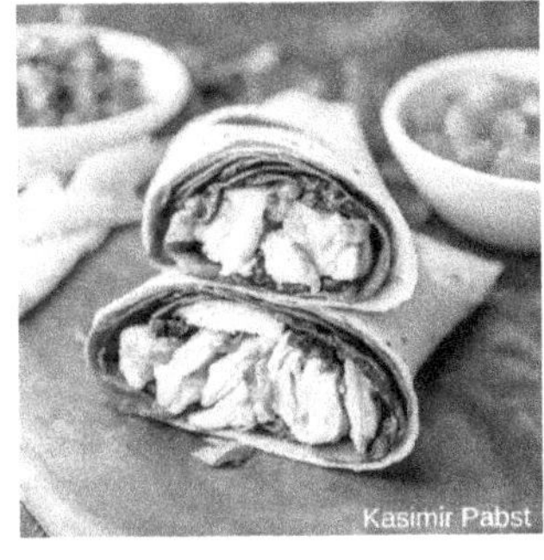

Zubereitung:

1. Gegrilltes Hähnchen in Streifen schneiden.

2. Tortillas mit griechischem Joghurt bestreichen.

3. Babyspinat, Avocadoscheiben und gewürfelte Tomaten auf den Tortillas verteilen.

4. Hähnchenstreifen darauf legen und mit Zitronensaft, Salz und Pfeffer abschmecken.

5. Tortillas einrollen und halbieren.

Nährwerte (pro Portion): Kalorien: 350 | Fett: 15 g | Kohlenhydrate: 30 g | Protein: 28 g | Zucker: 3 g | Natrium: 70 mg

29. Hähnchen-Couscous mit Gemüse

Zubereitungszeit: 10 Minuten | **Kochzeit:** 15 Minuten | **Portionen:** 2

Schwierigkeit: Leicht

Zutaten:

- 2 Hähnchenbrustfilets, gewürfelt
- 100 g Vollkorn-Couscous
- 1 Zucchini, gewürfelt
- 1 Karotte, gewürfelt
- 1 rote Paprika, gewürfelt
- 1 kleine Zwiebel, fein gehackt
- 1 Knoblauchzehe, gehackt
- 1 Teelöffel Paprikapulver
- 1 Teelöffel Kreuzkümmel
- 1 Esslöffel Olivenöl
- Salz und Pfeffer nach Geschmack

Zubereitung:

1. Olivenöl in einer großen Pfanne erhitzen und Zwiebel und Knoblauch anbraten.

2. Hähnchenwürfel hinzufügen und anbraten, bis sie goldbraun sind.

3. Zucchini, Karotten und Paprika hinzufügen und kurz mitbraten.

4. Paprikapulver und Kreuzkümmel hinzufügen und gut vermischen.

5. Couscous nach Packungsanweisung kochen, unter die Hähnchen-Gemüse-Mischung heben und servieren.

Nährwerte (pro Portion): Kalorien: 380 | Fett: 12 g | Kohlenhydrate: 45 g | Protein: 28 g | Zucker: 8 g | Natrium: 80 mg

Zubereitungszeit: 10 Minuten | **Kochzeit:** 15 Minuten | **Portionen:** 2

Schwierigkeit: Leicht

Zutaten:

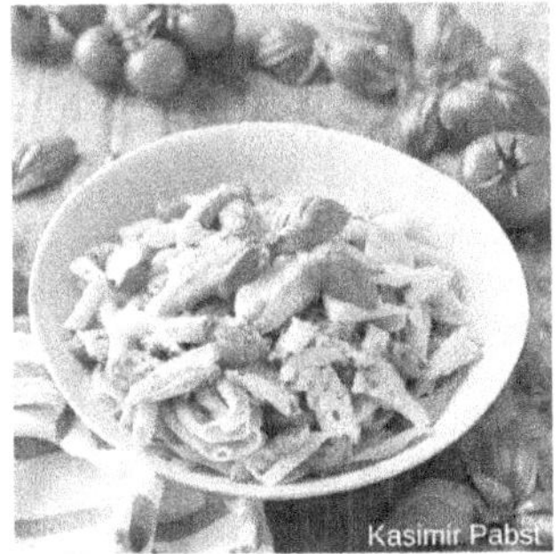

- 2 Hähnchenbrustfilets, in Streifen geschnitten
- 150 g Vollkornpenne
- 1 Dose gehackte Tomaten (400 g)
- 1 Handvoll frische Basilikumblätter, gehackt
- 1 Knoblauchzehe, gehackt
- 1 Zwiebel, fein gehackt
- 1 Esslöffel Olivenöl
- Salz und Pfeffer nach Geschmack

Zubereitung:

1. Olivenöl in einer großen Pfanne erhitzen und Zwiebel und Knoblauch anbraten.
2. Hähnchenstreifen hinzufügen und anbraten, bis sie goldbraun sind.
3. Gehackte Tomaten hinzufügen und 10 Minuten köcheln lassen.
4. In der Zwischenzeit die Vollkornpenne nach Packungsanweisung kochen.
5. Basilikum unter die Hähnchen-Tomaten-Mischung rühren und mit Salz und Pfeffer abschmecken.
6. Die Pasta unter die Sauce mischen und servieren.

Nährwerte (pro Portion): Kalorien: 410 | Fett: 10 g | Kohlenhydrate: 50 g | Protein: 30 g | Zucker: 10 g | Natrium: 100 mg

Zubereitungszeit: 10 Minuten | **Kochzeit:** 20 Minuten | **Portionen:** 2

Schwierigkeit: Leicht

Zutaten:

- 2 Hähnchenbrustfilets, in Streifen geschnitten
- 250 g grüner Spargel, in Stücke geschnitten
- 1 rote Paprika, in Streifen geschnitten
- 1 Zwiebel, in Ringe geschnitten
- 2 Esslöffel Sojasauce (natriumarm)
- 1 Esslöffel Sesamöl

- 1 Teelöffel Ingwer, gerieben

- 1 Knoblauchzehe, gehackt

Zubereitung:

1. Sesamöl in einer großen Pfanne erhitzen.

2. Hähnchenstreifen anbraten, bis sie goldbraun sind.

3. Ingwer und Knoblauch hinzufügen und kurz mitbraten.

4. Spargel, Paprika und Zwiebelringe hinzufügen und gut vermischen.

5. Mit Sojasauce ablöschen und 10 Minuten köcheln lassen, bis das Gemüse weich ist.

Nährwerte (pro Portion): Kalorien: 300 | Fett: 12 g | Kohlenhydrate: 12 g | Protein: 32 g | Zucker: 6 g | Natrium: 220 mg

---

32. Risotto mit Huhn und Artischocken

Zubereitungszeit: 15 Minuten | **Kochzeit:** 30 Minuten | **Portionen:** 2

Schwierigkeit: Mittel

Zutaten:

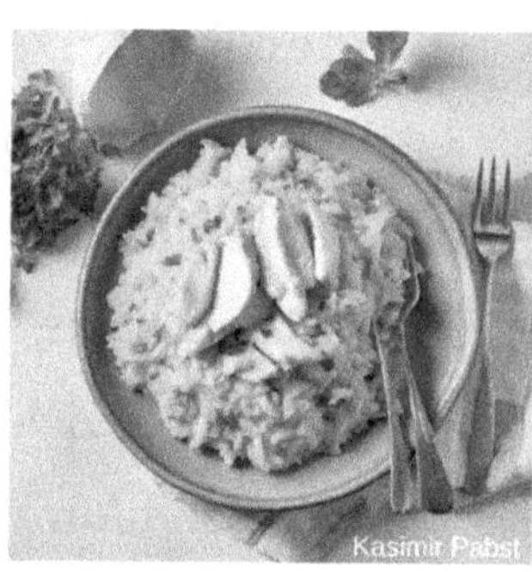

- 2 Hähnchenbrustfilets, gewürfelt

- 150 g Risottoreis

- 1 Dose Artischockenherzen (200 g), abgetropft und gehackt

- 1 Zwiebel, fein gehackt

- 2 Knoblauchzehen, gehackt

- 500 ml Hühnerbrühe (natriumarm)

- 1 Esslöffel Olivenöl

- 50 g Parmesan, gerieben

- Salz und Pfeffer nach Geschmack

Zubereitung:

1. Olivenöl in einem großen Topf erhitzen und Zwiebel und Knoblauch anbraten.

2. Hähnchenwürfel hinzufügen und anbraten, bis sie goldbraun sind.

3. Risottoreis hinzufügen und kurz mitbraten.

4. Nach und nach die Hühnerbrühe hinzufügen und unter ständigem Rühren köcheln lassen, bis der Reis gar ist.

5. Artischockenherzen und Parmesan unterrühren, mit Salz und Pfeffer abschmecken und servieren.

Nährwerte (pro Portion): Kalorien: 450 | Fett: 15 g | Kohlenhydrate: 50 g | Protein: 30 g | Zucker: 4 g | Natrium: 180 mg

Zubereitungszeit: 10 Minuten | **Kochzeit:** 10 Minuten | **Portionen:** 2

Schwierigkeit: Leicht

Zutaten:

- 2 Hähnchenbrustfilets, gegrillt und in Streifen geschnitten
- 1 Avocado, gewürfelt
- 1 Handvoll Kirschtomaten, halbiert
- 1 kleine rote Zwiebel, in dünne Ringe geschnitten
- 1 Handvoll gemischte Salatblätter
- Saft einer Limette
- 1 Esslöffel Olivenöl
- Salz und Pfeffer nach Geschmack

Zubereitung:

1. Gegrillte Hähnchenbrustfilets in Streifen schneiden.
2. Avocado, Kirschtomaten, rote Zwiebel und Salatblätter in eine große Schüssel geben.
3. Hähnchenstreifen hinzufügen und gut vermischen.
4. Limettensaft und Olivenöl darüber geben.
5. Mit Salz und Pfeffer abschmecken und servieren.

Nährwerte (pro Portion): Kalorien: 350 | Fett: 20 g | Kohlenhydrate: 10 g | Protein: 30 g | Zucker: 3 g | Natrium: 70 mg

34. Lachsfilet mit Quinoa und Gemüse

Zubereitungszeit: 10 Minuten | **Kochzeit:** 20 Minuten | **Portionen:** 2

Schwierigkeit: Leicht

Zutaten:

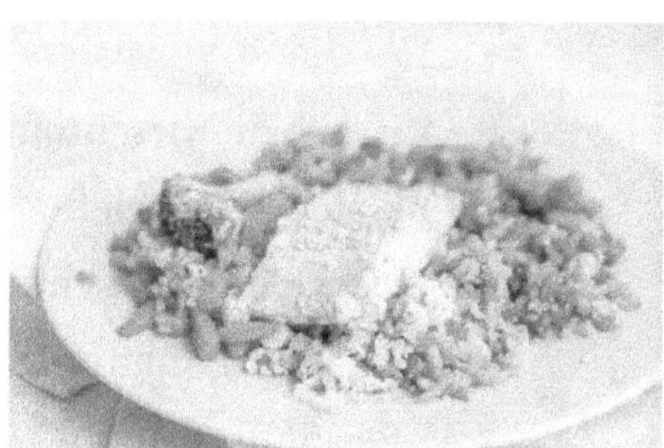

- 2 Lachsfilets (je ca. 150 g)
- 150 g Quinoa
- 1 Zucchini, gewürfelt
- 1 rote Paprika, gewürfelt
- 1 Karotte, in Scheiben geschnitten
- 2 Knoblauchzehen, gehackt
- 1 Esslöffel Zitronensaft
- 1 Esslöffel Olivenöl
- Salz und Pfeffer nach Geschmack
- Frische Petersilie zum Garnieren

Zubereitung:

1. Quinoa nach Packungsanweisung kochen und beiseite stellen.
2. Lachsfilets mit Zitronensaft, Salz und Pfeffer würzen.
3. Olivenöl in einer Pfanne erhitzen und die Lachsfilets bei mittlerer Hitze von jeder Seite 4-5 Minuten anbraten.
4. In einer separaten Pfanne Zucchini, Paprika, Karotte und Knoblauch anbraten, bis das Gemüse weich ist.
5. Quinoa unter das Gemüse mischen und auf zwei Teller verteilen. Lachsfilets darauf anrichten und mit frischer Petersilie garnieren.

Nährwerte (pro Portion): Kalorien: 450 | Fett: 18 g | Kohlenhydrate: 35 g | Protein: 35 g | Zucker: 7 g | Natrium: 90 mg

35. Kabeljau mit Blumenkohlpüree

Zubereitungszeit: 15 Minuten | **Kochzeit:** 20 Minuten | **Portionen:** 2

Schwierigkeit: Leicht

Zutaten:

- 2 Kabeljaufilets (je ca. 150 g)
- 1 Blumenkohlkopf, in Röschen geteilt
- 2 Knoblauchzehen, gehackt
- 1 Esslöffel Olivenöl
- 1 Teelöffel Paprikapulver
- Salz und Pfeffer nach Geschmack
- 2 Esslöffel gehackte Petersilie

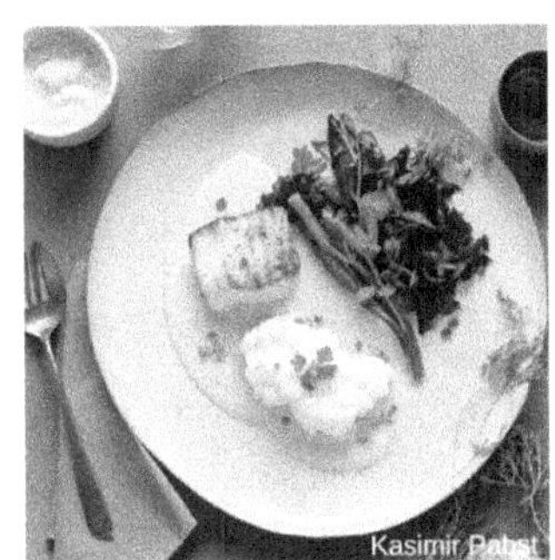

Zubereitung:

1. Blumenkohlröschen in kochendem Wasser 10-12 Minuten garen, bis sie weich sind.
2. Kabeljaufilets mit Paprikapulver, Salz und Pfeffer würzen.
3. Olivenöl in einer Pfanne erhitzen und die Kabeljaufilets bei mittlerer Hitze von jeder Seite 4-5 Minuten anbraten.
4. Gekochten Blumenkohl abgießen und mit einem Pürierstab zu einem glatten Püree verarbeiten. Knoblauch und Salz nach Geschmack hinzufügen.
5. Blumenkohlpüree auf zwei Teller verteilen, Kabeljaufilets darauf anrichten und mit gehackter Petersilie garnieren.

Nährwerte (pro Portion): Kalorien: 320 | Fett: 10 g | Kohlenhydrate: 20 g | Protein: 35 g | Zucker: 5 g | Natrium: 85 mg

36. Thunfisch-Salat mit Avocado

Zubereitungszeit: 10 Minuten | **Kochzeit:** - | **Portionen:** 2

Schwierigkeit: Leicht

Zutaten:

- 200 g Thunfisch in Wasser (abgetropft)
- 1 Avocado, gewürfelt
- 1 Gurke, gewürfelt
- 1 Handvoll Kirschtomaten, halbiert
- 1 rote Zwiebel, fein gehackt
- Saft einer Zitrone
- 1 Esslöffel Olivenöl
- Salz und Pfeffer nach Geschmack

Zubereitung:

1. Thunfisch, Avocado, Gurke, Kirschtomaten und rote Zwiebel in einer großen Schüssel vermengen.

2. Zitronensaft und Olivenöl hinzufügen und gut vermischen.

3. Mit Salz und Pfeffer abschmecken.

4. Den Salat auf zwei Tellern anrichten und sofort servieren.

Nährwerte (pro Portion): Kalorien: 350 | Fett: 20 g | Kohlenhydrate: 12 g | Protein: 30 g | Zucker: 5 g | Natrium: 60 mg

37.   Gegrillter Lachs mit Spargel

Zubereitungszeit: 10 Minuten | **Kochzeit:** 15 Minuten | **Portionen:** 2

Schwierigkeit: Leicht

Zutaten:

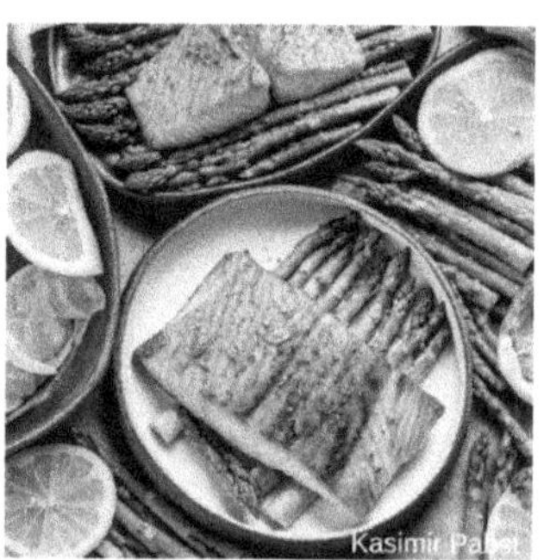

- 2 Lachsfilets (je ca. 150 g)
- 300 g grüner Spargel, holzige Enden entfernt
- 1 Zitrone, in Scheiben geschnitten
- 2 Knoblauchzehen, gehackt
- 1 Esslöffel Olivenöl
- Salz und Pfeffer nach Geschmack
- Frischer Dill zum Garnieren

Zubereitung:

1. Den Grill vorheizen.

2. Lachsfilets mit Olivenöl, Salz, Pfeffer und Knoblauch einreiben.

3. Spargel mit Olivenöl, Salz und Pfeffer würzen.

4. Lachsfilets und Spargel auf den Grill legen und 10-12 Minuten grillen, dabei einmal wenden.

5. Lachsfilets mit Zitronenscheiben und frischem Dill servieren.

Nährwerte (pro Portion): Kalorien: 380 | Fett: 22 g | Kohlenhydrate: 8 g | Protein: 35 g | Zucker: 4 g | Natrium: 70 mg

38.   Seelachs mit Quinoa und Gemüse

Zubereitungszeit: 15 Minuten | **Kochzeit:** 20 Minuten | **Portionen:** 2

Schwierigkeit: Leicht

Zutaten:

- 2 Seelachsfilets (je ca. 150 g)
- 150 g Quinoa
- 1 Zucchini, gewürfelt

- 1 Karotte, in Scheiben geschnitten
- 1 rote Paprika, gewürfelt
- 2 Knoblauchzehen, gehackt
- 1 Esslöffel Zitronensaft
- 1 Esslöffel Olivenöl
- Salz und Pfeffer nach Geschmack

Zubereitung:

1. Quinoa nach Packungsanweisung kochen und beiseite stellen.
2. Seelachsfilets mit Zitronensaft, Salz und Pfeffer würzen.
3. Olivenöl in einer Pfanne erhitzen und die Seelachsfilets bei mittlerer Hitze von jeder Seite 4-5 Minuten anbraten.
4. In einer separaten Pfanne Zucchini, Karotte, Paprika und Knoblauch anbraten, bis das Gemüse weich ist.
5. Quinoa unter das Gemüse mischen und auf zwei Teller verteilen. Seelachsfilets darauf anrichten.

Nährwerte (pro Portion): Kalorien: 390 | Fett: 12 g | Kohlenhydrate: 35 g | Protein: 35 g | Zucker: 6 g | Natrium: 80 mg

39.	Ofengebackener Kabeljau mit Gemüse

Zubereitungszeit: 15 Minuten | **Kochzeit:** 25 Minuten | **Portionen:** 2

Schwierigkeit: Mittel

Zutaten:

- 2 Kabeljaufilets (je ca. 150 g)
- 1 Zucchini, gewürfelt
- 1 rote Paprika, gewürfelt
- 1 Karotte, in Scheiben geschnitten
- 1 Zwiebel, in Ringe geschnitten
- 2 Knoblauchzehen, gehackt
- 1 Esslöffel Olivenöl
- 1 Teelöffel Thymian
- Salz und Pfeffer nach Geschmack

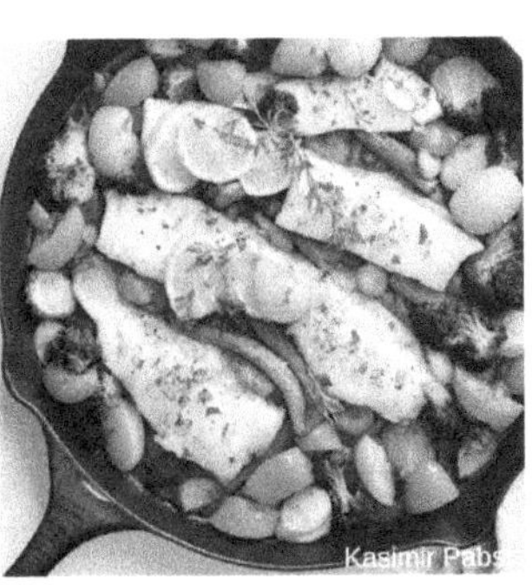

Zubereitung:

1. Den Backofen auf 200 °C vorheizen.
2. Kabeljaufilets mit Salz, Pfeffer und Thymian würzen.

3. Zucchini, Paprika, Karotte, Zwiebel und Knoblauch in einer Auflaufform mit Olivenöl, Salz und Pfeffer vermengen.

4. Kabeljaufilets auf das Gemüse legen und im vorgeheizten Ofen 20-25 Minuten backen.

5. Kabeljaufilets mit dem gebackenen Gemüse servieren.

Nährwerte (pro Portion): Kalorien: 340 | Fett: 12 g | Kohlenhydrate: 15 g | Protein: 40 g | Zucker: 6 g | Natrium: 90 mg

40. Thunfischsteak mit Gemüse

Zubereitungszeit: 10 Minuten | **Kochzeit:** 10 Minuten | **Portionen:** 2
Schwierigkeit: Mittel

Zutaten:

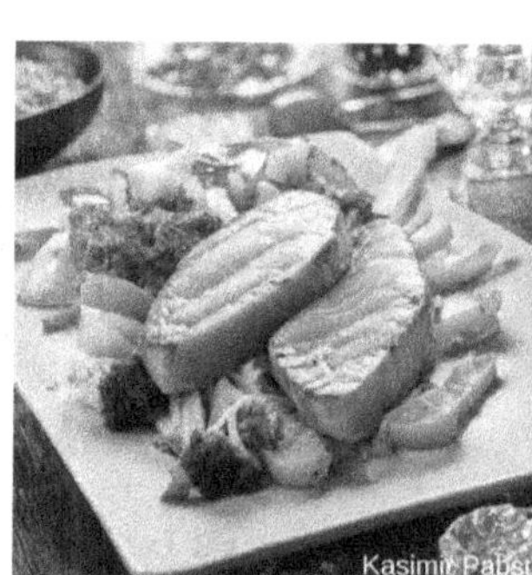

- 2 Thunfischsteaks (je ca. 150 g)
- 1 rote Paprika, in Streifen geschnitten
- 1 gelbe Paprika, in Streifen geschnitten
- 1 Zucchini, in Scheiben geschnitten
- 2 Knoblauchzehen, gehackt
- 1 Esslöffel Sojasauce (natriumarm)
- 1 Esslöffel Olivenöl
- 1 Teelöffel Ingwer, gerieben
- Salz und Pfeffer nach Geschmack

Zubereitung:

1. Olivenöl in einer Pfanne erhitzen.

2. Thunfischsteaks bei mittlerer Hitze von jeder Seite 3-4 Minuten anbraten.

3. Paprika, Zucchini, Knoblauch und Ingwer in die Pfanne geben und kurz mitbraten.

4. Mit Sojasauce ablöschen und weitere 2-3 Minuten köcheln lassen.

5. Thunfischsteaks mit dem Gemüse servieren.

Nährwerte (pro Portion): Kalorien: 320 | Fett: 15 g | Kohlenhydrate: 12 g | Protein: 38 g | Zucker: 4 g | Natrium: 220 mg

41. Lachsfilet mit Brokkoli und Süßkartoffeln

Zubereitungszeit: 15 Minuten | **Kochzeit:** 25 Minuten | **Portionen:** 2
Schwierigkeit: Mittel

Zutaten:

- 2 Lachsfilets (je ca. 150 g)

- 1 Süßkartoffel, geschält und gewürfelt
- 1 Kopf Brokkoli, in Röschen geteilt
- 2 Knoblauchzehen, gehackt
- 1 Esslöffel Olivenöl
- 1 Teelöffel Paprikapulver
- Salz und Pfeffer nach Geschmack

Zubereitung:

1. Den Backofen auf 200 °C vorheizen.
2. Süßkartoffelwürfel und Brokkoliröschen mit Olivenöl, Salz, Pfeffer und Paprikapulver vermengen.
3. Süßkartoffel und Brokkoli auf einem Backblech verteilen und 20 Minuten im Ofen backen.
4. Lachsfilets mit Salz, Pfeffer und Knoblauch würzen.
5. Lachsfilets zu den Gemüsewürfeln auf das Backblech legen und weitere 10 Minuten backen.
6. Lachsfilets mit dem gebackenen Gemüse servieren.

Nährwerte (pro Portion): Kalorien: 430 | Fett: 18 g | Kohlenhydrate: 35 g | Protein: 35 g | Zucker: 7 g | Natrium: 80 mg

---

42.   Fisch-Tacos mit Avocado-Salsa

Zubereitungszeit: 15 Minuten | **Kochzeit:** 10 Minuten | **Portionen:** 2

Schwierigkeit: Mittel

Zutaten:

- 2 Weißfischfilets (je ca. 150 g)
- 4 Vollkorn-Tortillas
- 1 Avocado, gewürfelt
- 1 kleine rote Zwiebel, fein gehackt
- 1 Handvoll Kirschtomaten, halbiert
- 1 Limette, entsaftet
- 1 Esslöffel Olivenöl
- Salz und Pfeffer nach Geschmack

Zubereitung:

1. Weißfischfilets mit Olivenöl, Salz und Pfeffer würzen.
2. Fischfilets in einer Pfanne bei mittlerer Hitze von jeder Seite 3-4 Minuten anbraten.
3. Avocado, rote Zwiebel, Kirschtomaten und Limettensaft in einer Schüssel vermengen.
4. Tortillas in einer trockenen Pfanne kurz erwärmen.

5. Fischfilets in Stücke teilen und auf den Tortillas verteilen. Mit Avocado-Salsa garnieren und servieren.

Nährwerte (pro Portion): Kalorien: 350 | Fett: 15 g | Kohlenhydrate: 25 g | Protein: 30 g | Zucker: 4 g | Natrium: 70 mg

43. Zitronen-Dill-Lachs mit grünem Salat

Zubereitungszeit: 10 Minuten | **Kochzeit:** 15 Minuten | **Portionen:** 2

Schwierigkeit: Leicht

Zutaten:

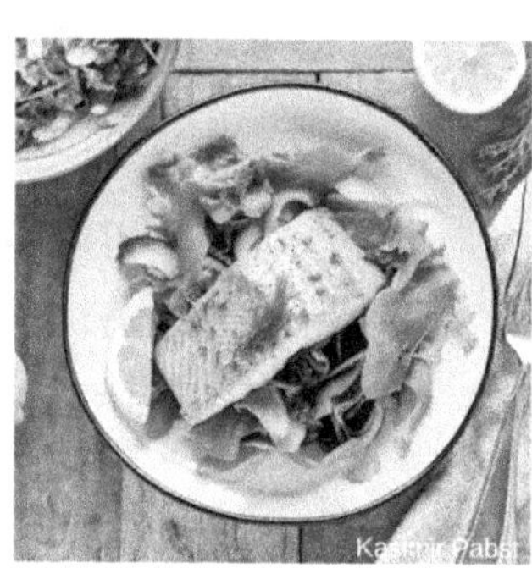

- 2 Lachsfilets (je ca. 150 g)
- 1 Zitrone, in Scheiben geschnitten
- 1 Teelöffel getrockneter Dill
- 2 Knoblauchzehen, gehackt
- 1 Esslöffel Olivenöl
- 1 Handvoll gemischte Salatblätter
- Salz und Pfeffer nach Geschmack

Zubereitung:

1. Den Backofen auf 200 °C vorheizen.
2. Lachsfilets mit Zitronenscheiben, Dill, Knoblauch, Olivenöl, Salz und Pfeffer würzen.
3. Lachsfilets auf ein Backblech legen und 12-15 Minuten im Ofen backen.
4. Salatblätter auf zwei Tellern anrichten.
5. Lachsfilets auf den Salatblättern anrichten und sofort servieren.

Nährwerte (pro Portion): Kalorien: 340 | Fett: 20 g | Kohlenhydrate: 8 g | Protein: 30 g | Zucker: 2 g | Natrium: 70 mg

44. Gebackener Wolfsbarsch mit Gemüse

Zubereitungszeit: 15 Minuten | **Kochzeit:** 25 Minuten | **Portionen:** 2

Schwierigkeit: Mittel

Zutaten:

- 2 Wolfsbarschfilets (je ca. 150 g)
- 1 Zucchini, in Scheiben geschnitten
- 1 rote Paprika, in Streifen geschnitten
- 1 Karotte, in Scheiben geschnitten
- 1 Zwiebel, in Ringe geschnitten

- 2 Knoblauchzehen, gehackt
- 1 Esslöffel Olivenöl
- 1 Teelöffel Thymian
- Salz und Pfeffer nach Geschmack

Zubereitung:

1. Den Backofen auf 200 °C vorheizen.
2. Wolfsbarschfilets mit Salz, Pfeffer und Thymian würzen.
3. Zucchini, Paprika, Karotte, Zwiebel und Knoblauch in einer Auflaufform mit Olivenöl, Salz und Pfeffer vermengen.
4. Wolfsbarschfilets auf das Gemüse legen und im vorgeheizten Ofen 20-25 Minuten backen.
5. Wolfsbarschfilets mit dem gebackenen Gemüse servieren.

Nährwerte (pro Portion): Kalorien: 360 | Fett: 12 g | Kohlenhydrate: 18 g | Protein: 40 g | Zucker: 7 g | Natrium: 90 mg

Kapitel 4: Abendessen

Hauptgerichte

45. Gebratene Hähnchenbrust mit Gemüse

Zubereitungszeit: 15 Minuten | **Kochzeit:** 20 Minuten | **Portionen:** 2

Schwierigkeit: Leicht

Zutaten:

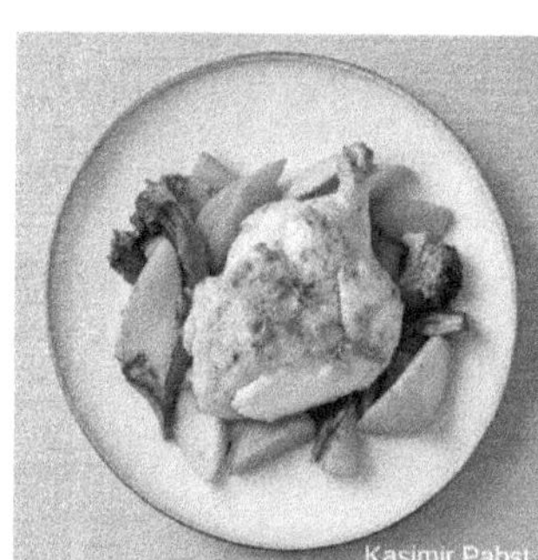

- 2 Hähnchenbrustfilets
- 1 Zucchini, in Scheiben geschnitten
- 1 rote Paprika, in Streifen geschnitten
- 1 gelbe Paprika, in Streifen geschnitten
- 1 Karotte, in Scheiben geschnitten
- 2 Knoblauchzehen, gehackt
- 1 Esslöffel Olivenöl
- 1 Teelöffel Paprikapulver
- Salz und Pfeffer nach Geschmack

Zubereitung:

1. Olivenöl in einer Pfanne erhitzen und die Hähnchenbrustfilets bei mittlerer Hitze von beiden Seiten goldbraun anbraten.
2. Hähnchenbrustfilets aus der Pfanne nehmen und warm halten.
3. Zucchini, Paprika und Karotte in die Pfanne geben und zusammen mit dem Knoblauch anbraten, bis das Gemüse weich ist.
4. Paprikapulver, Salz und Pfeffer hinzufügen und gut vermischen.
5. Hähnchenbrustfilets zurück in die Pfanne geben und weitere 5 Minuten köcheln lassen.

Nährwerte (pro Portion): Kalorien: 320 | Fett: 12 g | Kohlenhydrate: 15 g | Protein: 38 g | Zucker: 6 g | Natrium: 80 mg

46. Lachsfilet mit Quinoa und Spinat

Zubereitungszeit: 15 Minuten | **Kochzeit:** 25 Minuten | **Portionen:** 2

Schwierigkeit: Mittel

Zutaten:

- 2 Lachsfilets (je ca. 150 g)

- 150 g Quinoa

- 1 Zitrone, in Scheiben geschnitten

- 1 Handvoll Babyspinat

- 1 Knoblauchzehe, gehackt

- 1 Esslöffel Olivenöl

- Salz und Pfeffer nach Geschmack

Zubereitung:

1. Quinoa nach Packungsanweisung kochen und beiseite stellen.

2. Lachsfilets mit Olivenöl, Salz, Pfeffer und Knoblauch einreiben.

3. Lachsfilets in einer Pfanne bei mittlerer Hitze von beiden Seiten anbraten, bis sie durchgegart sind.

4. Spinat in einer separaten Pfanne kurz anbraten, bis er zusammenfällt.

5. Quinoa auf zwei Tellern verteilen, Lachsfilets und Spinat darauf anrichten und mit Zitronenscheiben garnieren.

Nährwerte (pro Portion): Kalorien: 430 | Fett: 20 g | Kohlenhydrate: 25 g | Protein: 35 g | Zucker: 2 g | Natrium: 70 mg

---

47. Gefüllte Paprika mit Quinoa und Hähnchen

Zubereitungszeit: 20 Minuten | **Kochzeit:** 30 Minuten | **Portionen:** 2

Schwierigkeit: Mittel

Zutaten:

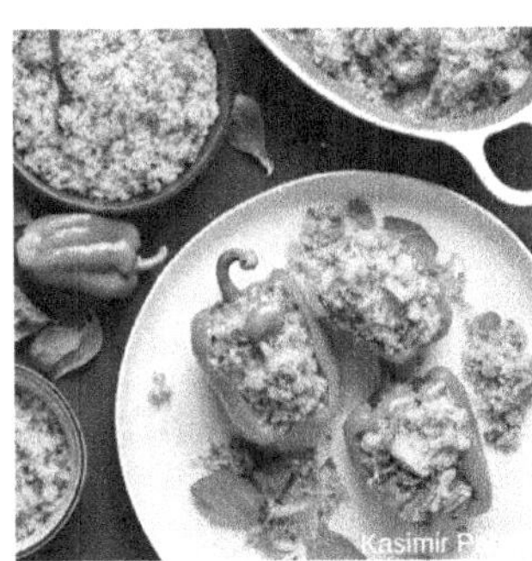

- 2 große Paprika, entkernt und halbiert

- 150 g Quinoa

- 200 g Hähnchenbrust, gewürfelt

- 1 Zwiebel, fein gehackt

- 2 Knoblauchzehen, gehackt

- 1 Dose gehackte Tomaten (400 g)

- 1 Teelöffel getrockneter Oregano

- 1 Esslöffel Olivenöl

- Salz und Pfeffer nach Geschmack

Zubereitung:

1. Quinoa nach Packungsanweisung kochen und beiseite stellen.

2. Olivenöl in einer Pfanne erhitzen und Zwiebel und Knoblauch anbraten.

3. Hähnchenwürfel hinzufügen und anbraten, bis sie goldbraun sind.

4. Gehackte Tomaten und Oregano hinzufügen und 10 Minuten köcheln lassen.

5. Quinoa unter die Hähnchen-Tomaten-Mischung heben und die Paprikahälften damit füllen.

6. Gefüllte Paprika in eine Auflaufform setzen und im vorgeheizten Ofen bei 200 °C 20 Minuten backen.

Nährwerte (pro Portion): Kalorien: 380 | Fett: 12 g | Kohlenhydrate: 35 g | Protein: 35 g | Zucker: 8 g | Natrium: 90 mg

48. Zucchini-Nudeln mit Garnelen

Zubereitungszeit: 15 Minuten | **Kochzeit:** 10 Minuten | **Portionen:** 2

Schwierigkeit: Leicht

Zutaten:

- 2 Zucchini, spiralisiert
- 200 g Garnelen, geschält und entdarmt
- 2 Knoblauchzehen, gehackt
- 1 Esslöffel Olivenöl
- 1 Teelöffel Zitronensaft
- Salz und Pfeffer nach Geschmack
- Frische Petersilie zum Garnieren

Zubereitung:

1. Olivenöl in einer Pfanne erhitzen und Knoblauch anbraten.

2. Garnelen hinzufügen und 3-4 Minuten braten, bis sie rosa und durchgegart sind.

3. Spiralisierten Zucchini und Zitronensaft hinzufügen und kurz mitbraten.

4. Mit Salz und Pfeffer abschmecken.

5. Zucchini-Nudeln und Garnelen auf zwei Teller verteilen und mit frischer Petersilie garnieren.

Nährwerte (pro Portion): Kalorien: 250 | Fett: 8 g | Kohlenhydrate: 10 g | Protein: 35 g | Zucker: 4 g | Natrium: 60 mg

Zubereitungszeit: 15 Minuten | **Kochzeit:** 25 Minuten | **Portionen:** 2

Schwierigkeit: Mittel

Zutaten:

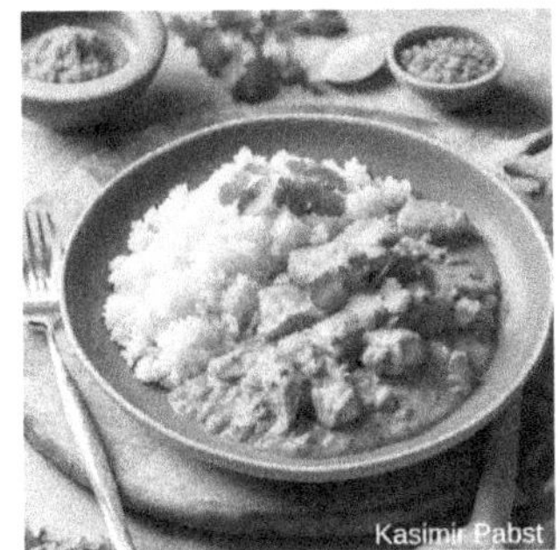

- 200 g Hähnchenbrust, gewürfelt
- 1 Zwiebel, fein gehackt
- 2 Knoblauchzehen, gehackt
- 1 Teelöffel Currypulver
- 1 Teelöffel Kurkuma
- 200 ml Kokosmilch
- 1 Kopf Blumenkohl, geraspelt
- 1 Esslöffel Olivenöl
- Salz und Pfeffer nach Geschmack

Zubereitung:

1. Olivenöl in einer Pfanne erhitzen und Zwiebel und Knoblauch anbraten.
2. Hähnchenwürfel hinzufügen und anbraten, bis sie goldbraun sind.
3. Currypulver und Kurkuma hinzufügen und gut vermischen.
4. Kokosmilch hinzufügen und 10 Minuten köcheln lassen.
5. In einer separaten Pfanne den geraspelten Blumenkohl kurz anbraten, bis er weich ist.
6. Hähnchen-Curry mit Blumenkohlreis servieren.

Nährwerte (pro Portion): Kalorien: 360 | Fett: 14 g | Kohlenhydrate: 15 g | Protein: 40 g | Zucker: 5 g | Natrium: 80 mg

Zubereitungszeit: 15 Minuten | **Kochzeit:** 25 Minuten | **Portionen:** 2

Schwierigkeit: Mittel

Zutaten:

- 2 Auberginen, in Scheiben geschnitten
- 1 Dose gehackte Tomaten (400 g)
- 1 Zwiebel, fein gehackt
- 2 Knoblauchzehen, gehackt
- 1 Teelöffel getrockneter Basilikum
- 1 Esslöffel Olivenöl

- Salz und Pfeffer nach Geschmack

Zubereitung:

1. Den Backofen auf 200 °C vorheizen.
2. Auberginenscheiben mit Olivenöl, Salz und Pfeffer bestreichen und auf ein Backblech legen.
3. Auberginenscheiben im vorgeheizten Ofen 20 Minuten backen, bis sie weich sind.
4. Olivenöl in einer Pfanne erhitzen und Zwiebel und Knoblauch anbraten.
5. Gehackte Tomaten und Basilikum hinzufügen und 10 Minuten köcheln lassen.
6. Auberginenscheiben mit Tomatensauce servieren.

Nährwerte (pro Portion): Kalorien: 290 | Fett: 10 g | Kohlenhydrate: 35 g | Protein: 7 g | Zucker: 12 g | Natrium: 75 mg

51. Spinat-Feta-Hähnchen

Zubereitungszeit: 15 Minuten | **Kochzeit:** 25 Minuten | **Portionen:** 2

Schwierigkeit: Mittel

Zutaten:

- 2 Hähnchenbrustfilets
- 1 Handvoll frischer Spinat
- 50 g Feta, zerbröckelt
- 1 Knoblauchzehe, gehackt
- 1 Esslöffel Olivenöl
- Salz und Pfeffer nach Geschmack

Zubereitung:

1. Den Backofen auf 200 °C vorheizen.
2. Hähnchenbrustfilets mit einem scharfen Messer einschneiden, um eine Tasche zu bilden.
3. Spinat, Feta und Knoblauch mischen und in die Hähnchenbrusttaschen füllen.
4. Hähnchenbrustfilets mit Olivenöl, Salz und Pfeffer bestreichen.
5. Hähnchenbrustfilets in einer Auflaufform im vorgeheizten Ofen 25 Minuten backen.
6. Hähnchenbrustfilets mit einer Beilage Ihrer Wahl servieren.

Nährwerte (pro Portion): Kalorien: 340 | Fett: 14 g | Kohlenhydrate: 4 g | Protein: 48 g | Zucker: 2 g | Natrium: 80 mg

52. Rinderfilet mit grünem Spargel

Zubereitungszeit: 15 Minuten | **Kochzeit:** 20 Minuten | **Portionen:** 2

Schwierigkeit: Mittel

Zutaten:

- 2 Rinderfilets (je ca. 150 g)
- 300 g grüner Spargel, holzige Enden entfernt
- 1 Zitrone, in Scheiben geschnitten
- 2 Knoblauchzehen, gehackt
- 1 Esslöffel Olivenöl
- Salz und Pfeffer nach Geschmack

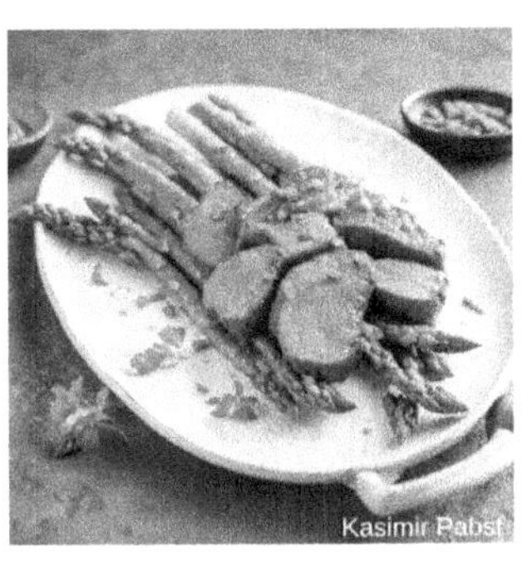

Zubereitung:

1. Olivenöl in einer Pfanne erhitzen und die Rinderfilets bei mittlerer Hitze von beiden Seiten anbraten, bis sie den gewünschten Gargrad erreichen.
2. Rinderfilets aus der Pfanne nehmen und warm halten.
3. Spargel und Knoblauch in die Pfanne geben und 5-7 Minuten anbraten, bis der Spargel weich ist.
4. Rinderfilets und Spargel auf zwei Tellern anrichten und mit Zitronenscheiben garnieren.

Nährwerte (pro Portion): Kalorien: 450 | Fett: 22 g | Kohlenhydrate: 10 g | Protein: 50 g | Zucker: 2 g | Natrium: 75 mg

53. Lachs-Spinat-Pfanne

Zubereitungszeit: 15 Minuten | **Kochzeit:** 20 Minuten | **Portionen:** 2

Schwierigkeit: Mittel

Zutaten:

- 2 Lachsfilets (je ca. 150 g)
- 200 g frischer Spinat
- 1 Zwiebel, fein gehackt
- 2 Knoblauchzehen, gehackt
- 1 Esslöffel Olivenöl
- 1 Teelöffel Zitronensaft
- Salz und Pfeffer nach Geschmack

Zubereitung:

1. Olivenöl in einer Pfanne erhitzen und die Zwiebel und den Knoblauch anbraten.
2. Lachsfilets hinzufügen und von beiden Seiten goldbraun anbraten.
3. Spinat hinzufügen und kurz mitbraten, bis er zusammenfällt.
4. Zitronensaft hinzufügen und mit Salz und Pfeffer abschmecken.

5. Lachsfilets und Spinat auf zwei Tellern anrichten und sofort servieren.

Nährwerte (pro Portion): Kalorien: 370 | Fett: 18 g | Kohlenhydrate: 6 g | Protein: 40 g | Zucker: 2 g | Natrium: 70 mg

54. Quinoa-Bowl mit gegrilltem Gemüse

Zubereitungszeit: 20 Minuten | **Kochzeit:** 20 Minuten | **Portionen:** 2
Schwierigkeit: Mittel

Zutaten:

- 150 g Quinoa
- 1 Zucchini, in Scheiben geschnitten
- 1 rote Paprika, in Streifen geschnitten
- 1 gelbe Paprika, in Streifen geschnitten
- 1 Avocado, in Scheiben geschnitten
- 2 Knoblauchzehen, gehackt
- 1 Esslöffel Olivenöl
- 1 Teelöffel Paprikapulver
- Salz und Pfeffer nach Geschmack
- Frische Petersilie zum Garnieren

Zubereitung:

1. Quinoa nach Packungsanweisung kochen und beiseite stellen.
2. Olivenöl in einer Pfanne erhitzen und Knoblauch anbraten.
3. Zucchini und Paprika hinzufügen und 5-7 Minuten anbraten, bis das Gemüse weich ist.
4. Quinoa auf zwei Schüsseln verteilen, gegrilltes Gemüse und Avocadoscheiben darauf anrichten.
5. Mit Paprikapulver, Salz und Pfeffer würzen und mit frischer Petersilie garnieren.

Nährwerte (pro Portion): Kalorien: 400 | Fett: 20 g | Kohlenhydrate: 35 g | Protein: 12 g | Zucker: 6 g | Natrium: 75 mg

55. Quinoa-Gemüse-Salat

Zubereitungszeit: 15 Minuten | **Kochzeit:** 15 Minuten | **Portionen:** 2

Schwierigkeit: Leicht

Zutaten:

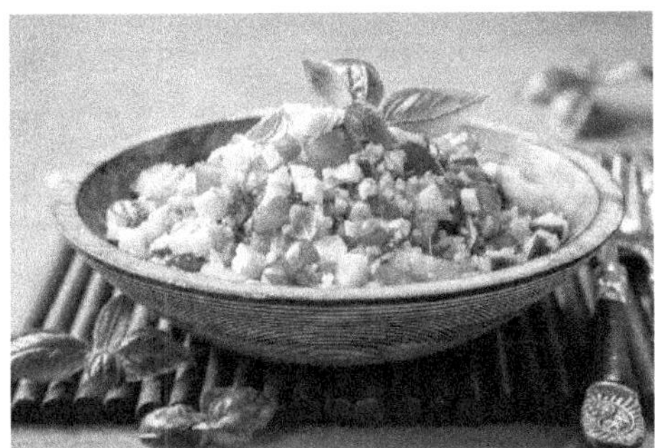

- 150 g Quinoa
- 1 rote Paprika, gewürfelt
- 1 gelbe Paprika, gewürfelt
- 1 Gurke, gewürfelt
- 1 Avocado, gewürfelt
- 1 Handvoll Kirschtomaten, halbiert
- 2 Frühlingszwiebeln, in Ringe geschnitten
- Saft einer Zitrone
- 1 Esslöffel Olivenöl
- Salz und Pfeffer nach Geschmack

Zubereitung:

1. Quinoa nach Packungsanweisung kochen und abkühlen lassen.
2. In einer großen Schüssel Quinoa, Paprika, Gurke, Avocado, Kirschtomaten und Frühlingszwiebeln vermengen.
3. Zitronensaft und Olivenöl hinzufügen.
4. Mit Salz und Pfeffer abschmecken und gut vermischen.
5. Den Salat auf zwei Teller verteilen und servieren.

Nährwerte (pro Portion): Kalorien: 350 | Fett: 16 g | Kohlenhydrate: 45 g | Protein: 9 g | Zucker: 6 g | Natrium: 40 mg

56. Zucchini-Nudeln mit Pesto

Zubereitungszeit: 10 Minuten | **Kochzeit:** 5 Minuten | **Portionen:** 2

Schwierigkeit: Leicht

Zutaten:

- 2 große Zucchini, spiralisiert
- 1 Bund Basilikum

- 2 Knoblauchzehen

- 30 g Pinienkerne

- 50 g Parmesan, gerieben

- 4 Esslöffel Olivenöl

- Salz und Pfeffer nach Geschmack

Zubereitung:

1. Basilikum, Knoblauch, Pinienkerne und Parmesan in einen Mixer geben.

2. Olivenöl langsam hinzufügen und zu einer glatten Paste verarbeiten.

3. Zucchini-Nudeln in einer Pfanne bei mittlerer Hitze 2-3 Minuten leicht anbraten.

4. Zucchini-Nudeln mit dem Pesto vermengen.

5. Mit Salz und Pfeffer abschmecken und sofort servieren.

Nährwerte (pro Portion): Kalorien: 300 | Fett: 25 g | Kohlenhydrate: 10 g | Protein: 7 g | Zucker: 4 g | Natrium: 180 mg

---

57.	Tomaten-Avocado-Salat

Zubereitungszeit: 10 Minuten | **Kochzeit:** - | **Portionen:** 2

Schwierigkeit: Leicht

Zutaten:

- 2 Avocados, gewürfelt

- 1 Handvoll Kirschtomaten, halbiert

- 1 kleine rote Zwiebel, fein gehackt

- Saft einer Limette

- 2 Esslöffel Olivenöl

- Salz und Pfeffer nach Geschmack

- Frischer Koriander zum Garnieren

Zubereitung:

1. Avocados, Kirschtomaten und rote Zwiebel in einer großen Schüssel vermengen.

2. Limettensaft und Olivenöl hinzufügen.

3. Mit Salz und Pfeffer abschmecken und gut vermischen.

4. Mit frischem Koriander garnieren und servieren.

Nährwerte (pro Portion): Kalorien: 320 | Fett: 28 g | Kohlenhydrate: 12 g | Protein: 3 g | Zucker: 3 g | Natrium: 20 mg

Zubereitungszeit: 10 Minuten | **Kochzeit:** 10 Minuten | **Portionen:** 2

Schwierigkeit: Leicht

Zutaten:

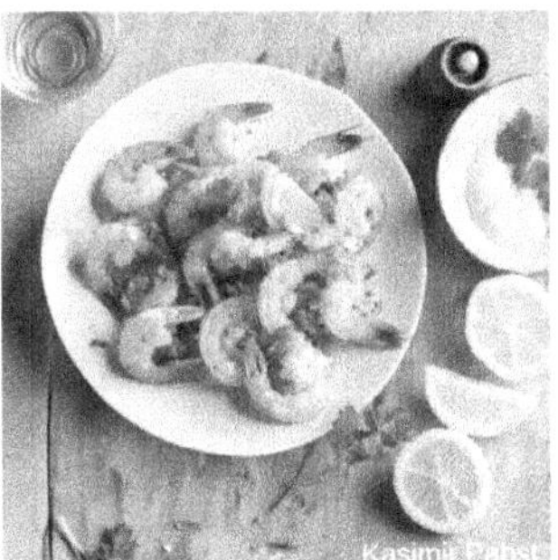

- 200 g Garnelen, geschält und entdarmt
- 2 Knoblauchzehen, gehackt
- Saft einer Zitrone
- 1 Esslöffel Olivenöl
- Salz und Pfeffer nach Geschmack
- Frische Petersilie zum Garnieren

Zubereitung:

1. Olivenöl in einer Pfanne erhitzen und Knoblauch anbraten.
2. Garnelen hinzufügen und 3-4 Minuten braten, bis sie rosa und durchgegart sind.
3. Zitronensaft hinzufügen und gut vermischen.
4. Mit Salz und Pfeffer abschmecken.
5. Garnelen auf zwei Teller verteilen und mit frischer Petersilie garnieren.

Nährwerte (pro Portion): Kalorien: 220 | Fett: 10 g | Kohlenhydrate: 4 g | Protein: 28 g | Zucker: 1 g | Natrium: 150 mg

Zubereitungszeit: 10 Minuten | **Kochzeit:** 10 Minuten | **Portionen:** 2

Schwierigkeit: Leicht

Zutaten:

- 4 Eier
- 100 g frischer Spinat
- 50 g Feta, zerbröckelt
- 1 kleine Zwiebel, fein gehackt
- 1 Esslöffel Olivenöl
- Salz und Pfeffer nach Geschmack

Zubereitung:

1. Eier in einer Schüssel verquirlen und mit Salz und Pfeffer abschmecken.
2. Olivenöl in einer Pfanne erhitzen und Zwiebel anbraten.
3. Spinat hinzufügen und kurz mitbraten, bis er zusammenfällt.

4. Eiermischung in die Pfanne gießen und stocken lassen.

5. Feta über das Omelett streuen, zusammenklappen und servieren.

Nährwerte (pro Portion): Kalorien: 280 | Fett: 22 g | Kohlenhydrate: 4 g | Protein: 18 g | Zucker: 2 g | Natrium: 220 mg

60. Blumenkohlreis mit Gemüse

Zubereitungszeit: 15 Minuten | **Kochzeit:** 10 Minuten | **Portionen:** 2

Schwierigkeit: Leicht

Zutaten:

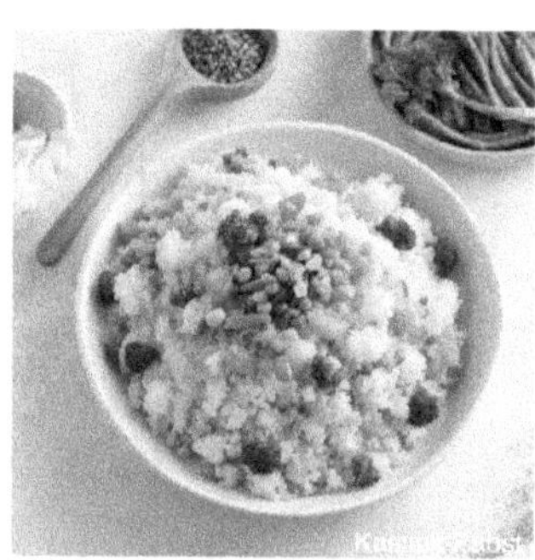

- 1 Blumenkohlkopf, geraspelt
- 1 rote Paprika, gewürfelt
- 1 gelbe Paprika, gewürfelt
- 1 Zucchini, gewürfelt
- 2 Knoblauchzehen, gehackt
- 1 Esslöffel Olivenöl
- Salz und Pfeffer nach Geschmack
- Frische Petersilie zum Garnieren

Zubereitung:

1. Olivenöl in einer Pfanne erhitzen und Knoblauch anbraten.
2. Paprika und Zucchini hinzufügen und 5 Minuten anbraten.
3. Geraspelten Blumenkohl hinzufügen und 5 Minuten weiterbraten.
4. Mit Salz und Pfeffer abschmecken.
5. Mit frischer Petersilie garnieren und servieren.

Nährwerte (pro Portion): Kalorien: 220 | Fett: 10 g | Kohlenhydrate: 20 g | Protein: 6 g | Zucker: 6 g | Natrium: 70 mg

61. Tomaten-Basilikum-Quinoa

Zubereitungszeit: 10 Minuten | **Kochzeit:** 15 Minuten | **Portionen:** 2

Schwierigkeit: Leicht

Zutaten:

- 150 g Quinoa
- 2 Tomaten, gewürfelt
- 1 Handvoll frische Basilikumblätter, gehackt
- 2 Knoblauchzehen, gehackt

- 1 Esslöffel Olivenöl
- Salz und Pfeffer nach Geschmack

Zubereitung:

1. Quinoa nach Packungsanweisung kochen und abkühlen lassen.
2. Olivenöl in einer Pfanne erhitzen und Knoblauch anbraten.
3. Tomaten hinzufügen und kurz mitbraten.
4. Quinoa und Basilikum unterrühren.
5. Mit Salz und Pfeffer abschmecken und servieren.

Nährwerte (pro Portion): Kalorien: 300 | Fett: 10 g | Kohlenhydrate: 40 g | Protein: 8 g | Zucker: 4 g | Natrium: 30 mg

62. Gurken-Avocado-Suppe

Zubereitungszeit: 10 Minuten | **Kochzeit:** - | **Portionen:** 2

Schwierigkeit: Leicht

Zutaten:

- 1 Gurke, geschält und gewürfelt
- 2 Avocados, gewürfelt
- 200 ml Gemüsebrühe (natriumarm)
- Saft einer Limette
- 1 Knoblauchzehe, gehackt
- Salz und Pfeffer nach Geschmack
- Frischer Dill zum Garnieren

Zubereitung:

1. Gurke, Avocados, Gemüsebrühe, Limettensaft und Knoblauch in einen Mixer geben.
2. Zu einer glatten Suppe pürieren.
3. Mit Salz und Pfeffer abschmecken.
4. In Schüsseln füllen und mit frischem Dill garnieren.

Nährwerte (pro Portion): Kalorien: 250 | Fett: 20 g | Kohlenhydrate: 18 g | Protein: 4 g | Zucker: 4 g | Natrium: 90 mg

63. Gegrillter Lachs mit Brokkoli

Zubereitungszeit: 10 Minuten | **Kochzeit:** 15 Minuten | **Portionen:** 2

Schwierigkeit: Leicht

Zutaten:

- 2 Lachsfilets (je ca. 150 g)
- 1 Kopf Brokkoli, in Röschen geteilt
- Saft einer Zitrone
- 1 Esslöffel Olivenöl
- 2 Knoblauchzehen, gehackt
- Salz und Pfeffer nach Geschmack
- Frische Petersilie zum Garnieren

Zubereitung:

1. Lachsfilets mit Zitronensaft, Salz und Pfeffer würzen.
2. Olivenöl in einer Pfanne erhitzen und Knoblauch anbraten.
3. Lachsfilets hinzufügen und 3-4 Minuten pro Seite braten.
4. Brokkoliröschen in einer separaten Pfanne mit etwas Wasser dämpfen, bis sie weich sind.
5. Lachsfilets und Brokkoli auf zwei Teller verteilen und mit frischer Petersilie garnieren.

Nährwerte (pro Portion): Kalorien: 350 | Fett: 20 g | Kohlenhydrate: 8 g | Protein: 35 g | Zucker: 2 g | Natrium: 60 mg

64. Spinat-Avocado-Salat mit Hähnchen

Zubereitungszeit: 15 Minuten | **Kochzeit:** 10 Minuten | **Portionen:** 2

Schwierigkeit: Leicht

Zutaten:

- 200 g Hähnchenbrustfilet, gegrillt und in Streifen geschnitten
- 1 Handvoll Babyspinat
- 1 Avocado, gewürfelt
- 1 kleine rote Zwiebel, in Ringe geschnitten
- 1 Handvoll Kirschtomaten, halbiert
- Saft einer Zitrone
- 1 Esslöffel Olivenöl
- Salz und Pfeffer nach Geschmack

Zubereitung:

1. Gegrilltes Hähnchen in Streifen schneiden.
2. Babyspinat, Avocado, rote Zwiebel und Kirschtomaten in einer großen Schüssel vermengen.
3. Zitronensaft und Olivenöl hinzufügen.
4. Mit Salz und Pfeffer abschmecken und gut vermischen.
5. Hähnchenstreifen auf den Salat legen und servieren.

Nährwerte (pro Portion): Kalorien: 320 | Fett: 20 g | Kohlenhydrate: 10 g | Protein: 28 g | Zucker: 3 g | Natrium: 70 mg

65.   Tomaten-Zucchini-Suppe

Zubereitungszeit: 15 Minuten | **Kochzeit:** 20 Minuten | **Portionen:** 2

Schwierigkeit: Leicht

Zutaten:

- 2 große Tomaten, gewürfelt
- 1 Zucchini, gewürfelt
- 1 Zwiebel, fein gehackt
- 2 Knoblauchzehen, gehackt
- 500 ml Gemüsebrühe (natriumarm)
- 1 Esslöffel Olivenöl
- Salz und Pfeffer nach Geschmack
- Frischer Basilikum zum Garnieren

Zubereitung:

1. Olivenöl in einem Topf erhitzen und Zwiebel und Knoblauch anbraten.
2. Tomaten und Zucchini hinzufügen und kurz mitbraten.
3. Gemüsebrühe hinzufügen und 15 Minuten köcheln lassen.
4. Mit einem Stabmixer die Suppe pürieren.
5. Mit Salz und Pfeffer abschmecken und mit frischem Basilikum garnieren.

Nährwerte (pro Portion): Kalorien: 200 | Fett: 10 g | Kohlenhydrate: 25 g | Protein: 4 g | Zucker: 8 g | Natrium: 60 mg

66.   Gefüllte Auberginen mit Hummus

Zubereitungszeit: 15 Minuten | **Kochzeit:** 30 Minuten | **Portionen:** 2

Schwierigkeit: Mittel

Zutaten:

- 2 mittelgroße Auberginen, längs halbiert
- 200 g Hummus (selbstgemacht oder aus dem Laden)
- 1 rote Paprika, gewürfelt
- 1 kleine Zwiebel, fein gehackt
- 2 Knoblauchzehen, gehackt
- 1 Esslöffel Olivenöl

- 1 Teelöffel Kreuzkümmel
- 1 Teelöffel Paprikapulver
- Salz und Pfeffer nach Geschmack
- Frische Petersilie zum Garnieren

Zubereitung:

1. Den Backofen auf 200 °C vorheizen.
2. Auberginenhälften mit einem Löffel aushöhlen und das Fruchtfleisch beiseite legen. Die Hälften mit etwas Olivenöl bestreichen und auf ein Backblech legen. Im vorgeheizten Ofen 20 Minuten backen, bis sie weich sind.
3. Olivenöl in einer Pfanne erhitzen und Zwiebel und Knoblauch anbraten, bis sie weich sind.
4. Das Auberginenfruchtfleisch, rote Paprika, Kreuzkümmel und Paprikapulver hinzufügen und 5 Minuten weiterbraten.
5. Die Mischung mit Salz und Pfeffer abschmecken und vom Herd nehmen.
6. Die gebackenen Auberginenhälften mit Hummus füllen und die Gemüse-Mischung darauf verteilen.
7. Die gefüllten Auberginen nochmals 10 Minuten im Ofen backen.
8. Mit frischer Petersilie garnieren und servieren.

Nährwerte (pro Portion): Kalorien: 350 | Fett: 18 g | Kohlenhydrate: 35 g | Protein: 10 g | Zucker: 10 g | Natrium: 60 mg

Kapitel 5: Zwischenmahlzeiten und Snacks

Herzhafte Snacks

67.	Avocado-Ei-Brote

Zubereitungszeit: 10 Minuten | **Kochzeit:** 10 Minuten | **Portionen:** 2

Schwierigkeit: Leicht

Zutaten:

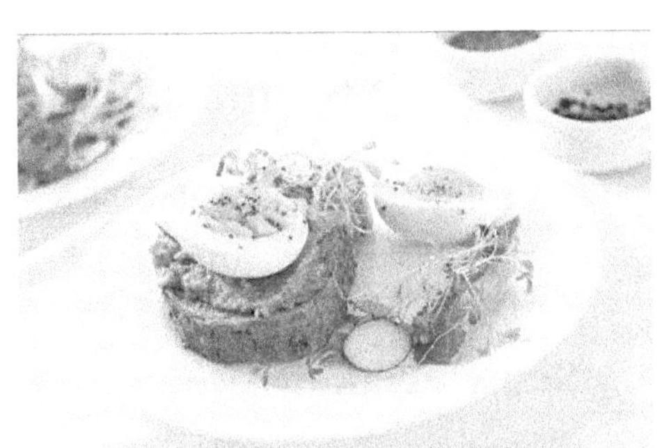

- 2 Scheiben Vollkornbrot
- 1 reife Avocado
- 2 Eier
- 1 Teelöffel Zitronensaft
- Salz und Pfeffer nach Geschmack
- Frische Kräuter (z.B. Petersilie) zum Garnieren

Zubereitung:

1. Eier in einem Topf mit Wasser hart kochen (ca. 8-10 Minuten).
2. In der Zwischenzeit Avocado schälen und entkernen. Das Fruchtfleisch in eine Schüssel geben und mit Zitronensaft, Salz und Pfeffer zerdrücken.
3. Die Vollkornbrotscheiben toasten und mit der Avocadocreme bestreichen.
4. Eier schälen, in Scheiben schneiden und auf die Avocado-Brote legen.
5. Mit frischen Kräutern garnieren und sofort servieren.

Nährwerte (pro Portion): Kalorien: 300 | Fett: 18 g | Kohlenhydrate: 22 g | Protein: 12 g | Zucker: 1 g | Natrium: 200 mg

68.	Gurken-Hummus-Türmchen

Zubereitungszeit: 10 Minuten | **Kochzeit:** - | **Portionen:** 2

Schwierigkeit: Leicht

Zutaten:

- 1 große Gurke
- 200 g Hummus
- 1 Paprika, fein gewürfelt
- 1 kleine rote Zwiebel, fein gehackt

- 1 Teelöffel Zitronensaft

- Salz und Pfeffer nach Geschmack

Zubereitung:

1. Gurke in dicke Scheiben schneiden.

2. Hummus in eine Schüssel geben und mit Zitronensaft, Salz und Pfeffer abschmecken.

3. Paprika und rote Zwiebel unter den Hummus mischen.

4. Jeweils einen Löffel Hummus-Mischung auf jede Gurkenscheibe geben.

5. Gurken-Hummus-Türmchen auf einem Teller anrichten und sofort servieren.

Nährwerte (pro Portion): Kalorien: 200 | Fett: 10 g | Kohlenhydrate: 20 g | Protein: 6 g | Zucker: 4 g | Natrium: 150 mg

---

69. Gefüllte Champignons

Zubereitungszeit: 15 Minuten | **Kochzeit:** 15 Minuten | **Portionen:** 2

Schwierigkeit: Mittel

Zutaten:

- 10 große Champignons

- 100 g fettarmer Frischkäse

- 1 Knoblauchzehe, gehackt

- 1 Teelöffel gehackte frische Petersilie

- 1 Esslöffel Olivenöl

- Salz und Pfeffer nach Geschmack

Zubereitung:

1. Den Backofen auf 180 °C vorheizen.

2. Champignons putzen und Stiele entfernen.

3. Frischkäse, Knoblauch, Petersilie, Salz und Pfeffer in einer Schüssel gut vermischen.

4. Die Champignonköpfe mit der Frischkäsemischung füllen.

5. Champignons in eine Auflaufform setzen, mit Olivenöl beträufeln und 15 Minuten im vorgeheizten Ofen backen.

Nährwerte (pro Portion): Kalorien: 180 | Fett: 12 g | Kohlenhydrate: 8 g | Protein: 8 g | Zucker: 3 g | Natrium: 100 mg

70.   Süßkartoffelchips

Zubereitungszeit: 10 Minuten | **Kochzeit:** 20 Minuten | **Portionen:** 2

Schwierigkeit: Leicht

Zutaten:

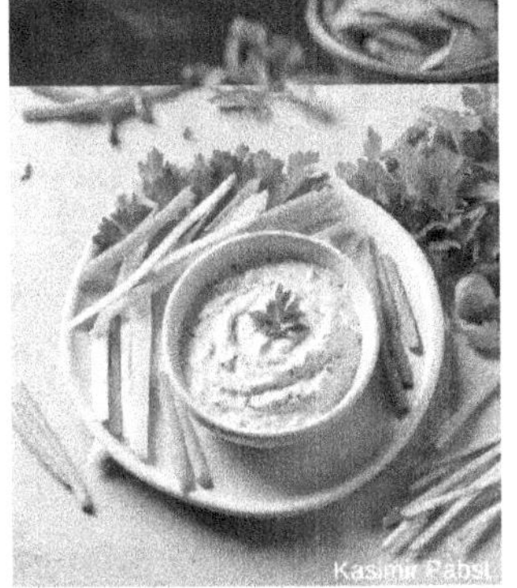

- 2 mittelgroße Süßkartoffeln
- 1 Esslöffel Olivenöl
- 1 Teelöffel Paprikapulver
- Salz und Pfeffer nach Geschmack

Zubereitung:

1. Den Backofen auf 200 °C vorheizen.
2. Süßkartoffeln schälen und in dünne Scheiben schneiden.
3. Süßkartoffelscheiben in einer Schüssel mit Olivenöl, Paprikapulver, Salz und Pfeffer vermengen.
4. Scheiben auf ein Backblech legen und 20 Minuten im Ofen backen, bis sie knusprig sind.
5. Süßkartoffelchips aus dem Ofen nehmen und kurz abkühlen lassen.

Nährwerte (pro Portion): Kalorien: 220 | Fett: 8 g | Kohlenhydrate: 35 g | Protein: 2 g | Zucker: 8 g | Natrium: 120 mg

71.   Quark-Kräuter-Dip mit Gemüsesticks

Zubereitungszeit: 10 Minuten | **Kochzeit:** - | **Portionen:** 2

Schwierigkeit: Leicht

Zutaten:

- 200 g Magerquark
- 1 Knoblauchzehe, gehackt
- 1 Handvoll frische Kräuter (z.B. Petersilie, Schnittlauch), gehackt
- 1 Teelöffel Zitronensaft
- 1 Karotte, in Sticks geschnitten
- 1 Paprika, in Sticks geschnitten
- 1 Gurke, in Sticks geschnitten
- Salz und Pfeffer nach Geschmack

Zubereitung:

1. Magerquark, Knoblauch, frische Kräuter und Zitronensaft in einer Schüssel gut vermischen.

2. Mit Salz und Pfeffer abschmecken.

3. Gemüsesticks auf einem Teller anrichten.

4. Quark-Kräuter-Dip in eine Schüssel geben und zusammen mit den Gemüsesticks servieren.

Nährwerte (pro Portion): Kalorien: 180 | Fett: 3 g | Kohlenhydrate: 20 g | Protein: 15 g | Zucker: 10 g | Natrium: 100 mg

72. Linsen-Bällchen

Zubereitungszeit: 20 Minuten | **Kochzeit:** 25 Minuten | **Portionen:** 2

Schwierigkeit: Mittel

Zutaten:

- 150 g rote Linsen
- 1 kleine Zwiebel, fein gehackt
- 2 Knoblauchzehen, gehackt
- 1 Teelöffel Kreuzkümmel
- 1 Teelöffel Paprikapulver
- 1 Ei
- 1 Esslöffel Olivenöl
- Salz und Pfeffer nach Geschmack
- Frische Petersilie zum Garnieren

Zubereitung:

1. Linsen nach Packungsanweisung kochen und abtropfen lassen.

2. Linsen, Zwiebel, Knoblauch, Kreuzkümmel, Paprikapulver, Ei, Salz und Pfeffer in eine Schüssel geben und gut vermischen.

3. Aus der Mischung kleine Bällchen formen.

4. Olivenöl in einer Pfanne erhitzen und die Linsen-Bällchen darin goldbraun braten.

5. Linsen-Bällchen mit frischer Petersilie garnieren und servieren.

Nährwerte (pro Portion): Kalorien: 250 | Fett: 10 g | Kohlenhydrate: 30 g | Protein: 10 g | Zucker: 2 g | Natrium: 120 mg

Zubereitungszeit: 10 Minuten | **Kochzeit:** - | **Portionen:** 2

Schwierigkeit: Leicht

Zutaten:

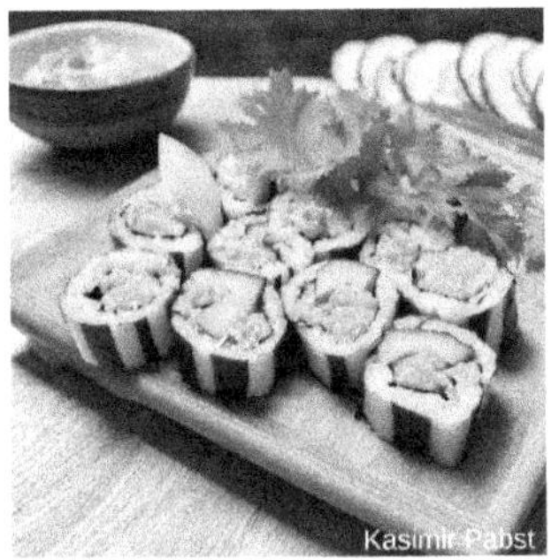

- 1 große Gurke
- 1 Dose Thunfisch in Wasser (abgetropft)
- 2 Esslöffel fettarmer Frischkäse
- 1 Teelöffel Zitronensaft
- 1 Knoblauchzehe, gehackt
- Salz und Pfeffer nach Geschmack

Zubereitung:

1. Gurke längs in dünne Scheiben schneiden.
2. Thunfisch, Frischkäse, Zitronensaft, Knoblauch, Salz und Pfeffer in einer Schüssel vermischen.
3. Jeweils einen Löffel der Thunfisch-Mischung auf eine Gurkenscheibe geben und einrollen.
4. Thunfisch-Gurken-Röllchen auf einem Teller anrichten und sofort servieren.

Nährwerte (pro Portion): Kalorien: 180 | Fett: 7 g | Kohlenhydrate: 5 g | Protein: 25 g | Zucker: 2 g | Natrium: 150 mg

Zubereitungszeit: 10 Minuten | **Kochzeit:** 30 Minuten | **Portionen:** 2

Schwierigkeit: Leicht

Zutaten:

- 1 Dose Kichererbsen (400 g), abgetropft und abgespült
- 1 Esslöffel Olivenöl
- 1 Teelöffel Paprikapulver
- 1 Teelöffel Kreuzkümmel
- Salz und Pfeffer nach Geschmack

Zubereitung:

1. Den Backofen auf 200 °C vorheizen.
2. Kichererbsen in einer Schüssel mit Olivenöl, Paprikapulver, Kreuzkümmel, Salz und Pfeffer vermischen.

3. Kichererbsen auf ein Backblech legen und 30 Minuten im Ofen backen, bis sie knusprig sind.

4. Ofengebackene Kichererbsen kurz abkühlen lassen und servieren.

Nährwerte (pro Portion): Kalorien: 200 | Fett: 8 g | Kohlenhydrate: 25 g | Protein: 7 g | Zucker: 2 g | Natrium: 120 mg

75.	Spinat-Feta-Quiche

Zubereitungszeit: 20 Minuten | **Kochzeit:** 25 Minuten | **Portionen:** 2

Schwierigkeit: Mittel

Zutaten:

- 200 g frischer Spinat
- 100 g Feta, zerbröckelt
- 2 Eier
- 100 ml fettarme Milch
- 1 kleine Zwiebel, fein gehackt
- 1 Knoblauchzehe, gehackt
- 1 Teelöffel Olivenöl
- Salz und Pfeffer nach Geschmack

Zubereitung:

1. Den Backofen auf 180 °C vorheizen.

2. Olivenöl in einer Pfanne erhitzen und Zwiebel und Knoblauch anbraten.

3. Spinat hinzufügen und kurz mitbraten, bis er zusammenfällt.

4. In einer Schüssel Eier und Milch verquirlen, Feta, Salz und Pfeffer hinzufügen.

5. Spinatmischung in eine kleine Auflaufform geben und die Eiermischung darüber gießen.

6. Im vorgeheizten Ofen 25 Minuten backen, bis die Quiche fest ist.

7. Spinat-Feta-Quiche in Stücke schneiden und servieren.

Nährwerte (pro Portion): Kalorien: 250 | Fett: 15 g | Kohlenhydrate: 10 g | Protein: 20 g | Zucker: 3 g | Natrium: 220 mg

76.   Linsen-Karotten-Salat

Zubereitungszeit: 15 Minuten | **Kochzeit:** 20 Minuten | **Portionen:** 2

Schwierigkeit: Leicht

Zutaten:

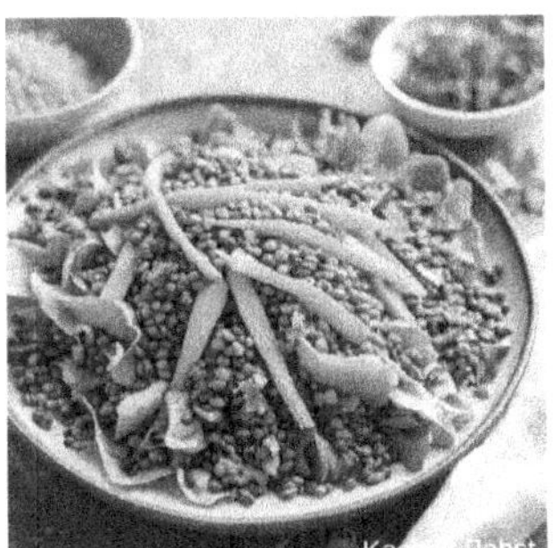

- 150 g grüne Linsen
- 2 Karotten, geraspelt
- 1 kleine rote Zwiebel, fein gehackt
- 1 Handvoll frische Petersilie, gehackt
- Saft einer Zitrone
- 1 Esslöffel Olivenöl
- Salz und Pfeffer nach Geschmack

Zubereitung:

1. Linsen nach Packungsanweisung kochen und abkühlen lassen.
2. In einer großen Schüssel Linsen, Karotten, rote Zwiebel und Petersilie vermischen.
3. Zitronensaft und Olivenöl hinzufügen.
4. Mit Salz und Pfeffer abschmecken und gut vermischen.
5. Den Salat auf zwei Teller verteilen und servieren.

Nährwerte (pro Portion): Kalorien: 220 | Fett: 8 g | Kohlenhydrate: 30 g | Protein: 10 g | Zucker: 4 g | Natrium: 60 mg

77.   Gebackene Zucchini-Sticks

Zubereitungszeit: 15 Minuten | **Kochzeit:** 20 Minuten | **Portionen:** 2

Schwierigkeit: Leicht

Zutaten:

- 2 große Zucchini, in Sticks geschnitten
- 1 Ei, verquirlt
- 50 g Vollkorn-Paniermehl
- 1 Teelöffel getrockneter Oregano
- 1 Teelöffel Paprikapulver
- Salz und Pfeffer nach Geschmack
- 1 Esslöffel Olivenöl

Zubereitung:

1. Den Backofen auf 200 °C vorheizen.

2. Zucchini-Sticks zuerst in das verquirlte Ei tauchen und dann in der Paniermehl-Mischung wälzen.

3. Die panierten Zucchini-Sticks auf ein Backblech legen und mit Olivenöl beträufeln.

4. Im vorgeheizten Ofen 20 Minuten backen, bis sie goldbraun und knusprig sind.

5. Gebackene Zucchini-Sticks aus dem Ofen nehmen und sofort servieren.

Nährwerte (pro Portion): Kalorien: 200 | Fett: 10 g | Kohlenhydrate: 20 g | Protein: 6 g | Zucker: 3 g | Natrium: 180 mg

78.   Himbeer-Chia-Pudding

Zubereitungszeit: 10 Minuten | **Kochzeit:** - | **Portionen:** 2

Schwierigkeit: Leicht

Zutaten:

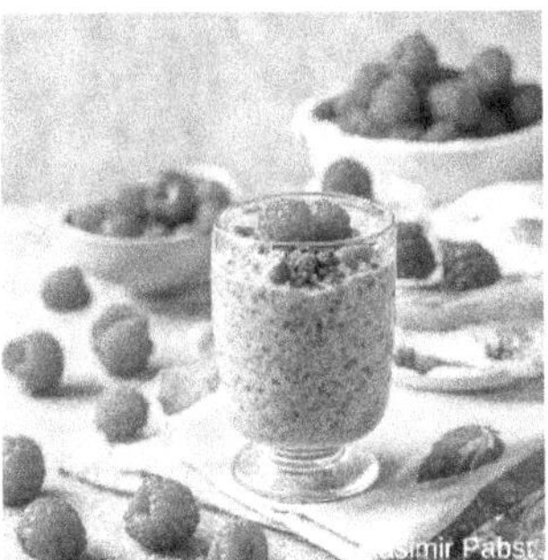

- 200 ml ungesüßte Mandelmilch
- 3 Esslöffel Chiasamen
- 1 Teelöffel Vanilleextrakt
- 1 Handvoll frische Himbeeren
- 1 Teelöffel Ahornsirup (optional)

Zubereitung:

1. Mandelmilch, Chiasamen und Vanilleextrakt in einer Schüssel gut vermischen.
2. Für mindestens 4 Stunden oder über Nacht im Kühlschrank quellen lassen.
3. Himbeeren waschen und leicht zerdrücken.
4. Den Chia-Pudding in Gläser füllen und die Himbeeren darauf verteilen.
5. Optional mit Ahornsirup süßen und sofort servieren.

Nährwerte (pro Portion): Kalorien: 150 | Fett: 8 g | Kohlenhydrate: 12 g | Protein: 4 g | Zucker: 6 g | Natrium: 50 mg

79.   Joghurt-Beeren-Parfait

Zubereitungszeit: 10 Minuten | **Kochzeit:** - | **Portionen:** 2

Schwierigkeit: Leicht

Zutaten:

- 200 g griechischer Joghurt (fettarm)
- 1 Handvoll gemischte Beeren (z.B. Himbeeren, Blaubeeren, Erdbeeren)
- 2 Esslöffel Haferflocken
- 1 Teelöffel Honig (optional)
- 1 Teelöffel Zimt

Zubereitung:

1. Beeren waschen und abtropfen lassen.
2. In zwei Gläsern abwechselnd Schichten von Joghurt, Beeren und Haferflocken anrichten.

3. Mit Zimt bestreuen und optional mit Honig süßen.

4. Sofort servieren.

Nährwerte (pro Portion): Kalorien: 180 | Fett: 5 g | Kohlenhydrate: 22 g | Protein: 10 g | Zucker: 12 g | Natrium: 60 mg

80. Apfel-Zimt-Scheiben

Zubereitungszeit: 5 Minuten | **Kochzeit:** - | **Portionen:** 2

Schwierigkeit: Leicht

Zutaten:

- 2 Äpfel
- 1 Teelöffel Zimt
- 1 Esslöffel Zitronensaft

Zubereitung:

1. Äpfel waschen, entkernen und in dünne Scheiben schneiden.

2. Zitronensaft über die Apfelscheiben träufeln, um das Bräunen zu verhindern.

3. Apfelscheiben mit Zimt bestreuen.

4. Sofort servieren.

Nährwerte (pro Portion): Kalorien: 100 | Fett: 0 g | Kohlenhydrate: 25 g | Protein: 0 g | Zucker: 19 g | Natrium: 0 mg

81. Erdbeer-Bananen-Smoothie

Zubereitungszeit: 5 Minuten | **Kochzeit:** - | **Portionen:** 2

Schwierigkeit: Leicht

Zutaten:

- 200 g frische Erdbeeren
- 1 reife Banane
- 250 ml ungesüßte Mandelmilch
- 1 Teelöffel Honig (optional)
- 1 Teelöffel Chiasamen

Zubereitung:

1. Erdbeeren waschen und den Strunk entfernen.

2. Banane schälen und in Stücke schneiden.

3. Erdbeeren, Banane, Mandelmilch und Chiasamen in einen Mixer geben und glatt pürieren.

4. Optional mit Honig süßen.

5. In Gläser füllen und sofort servieren.

Nährwerte (pro Portion): Kalorien: 150 | Fett: 3 g | Kohlenhydrate: 30 g | Protein: 2 g | Zucker: 20 g | Natrium: 40 mg

82. Mandel-Kokos-Energie-Bällchen

Zubereitungszeit: 15 Minuten | **Kochzeit:** - | **Portionen:** 2

Schwierigkeit: Leicht

Zutaten:

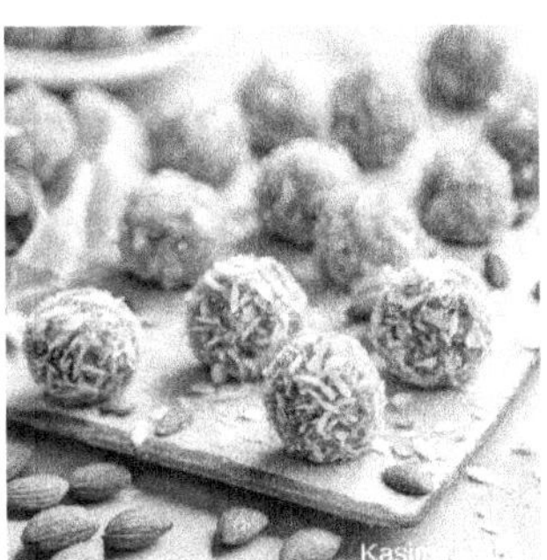

- 100 g Mandeln
- 50 g Kokosraspeln
- 2 Esslöffel Honig
- 1 Teelöffel Vanilleextrakt
- 1 Esslöffel Kakaopulver

Zubereitung:

1. Mandeln in einer Küchenmaschine grob zerkleinern.
2. Kokosraspeln, Honig, Vanilleextrakt und Kakaopulver hinzufügen und zu einer klebrigen Masse verarbeiten.
3. Aus der Masse kleine Bällchen formen.
4. Die Bällchen für mindestens 30 Minuten im Kühlschrank fest werden lassen.
5. Kalt servieren.

Nährwerte (pro Portion): Kalorien: 200 | Fett: 14 g | Kohlenhydrate: 15 g | Protein: 5 g | Zucker: 10 g | Natrium: 20 mg

83. Kokos-Mango-Chia-Pudding

Zubereitungszeit: 10 Minuten | **Kochzeit:** - | **Portionen:** 2

Schwierigkeit: Leicht

Zutaten:

- 200 ml ungesüßte Kokosmilch
- 3 Esslöffel Chiasamen
- 1 Teelöffel Vanilleextrakt
- 1 reife Mango, gewürfelt
- 1 Teelöffel Honig (optional)

Zubereitung:

1. Kokosmilch, Chiasamen und Vanilleextrakt in einer Schüssel gut vermischen.

2. Für mindestens 4 Stunden oder über Nacht im Kühlschrank quellen lassen.

3. Mango würfeln und über den Chia-Pudding geben.

4. Optional mit Honig süßen und sofort servieren.

Nährwerte (pro Portion): Kalorien: 180 | Fett: 10 g | Kohlenhydrate: 20 g | Protein: 3 g | Zucker: 15 g | Natrium: 40 mg

84. Heidelbeer-Joghurt-Muffins

Zubereitungszeit: 15 Minuten | **Kochzeit:** 20 Minuten | **Portionen:** 2

Schwierigkeit: Mittel

Zutaten:

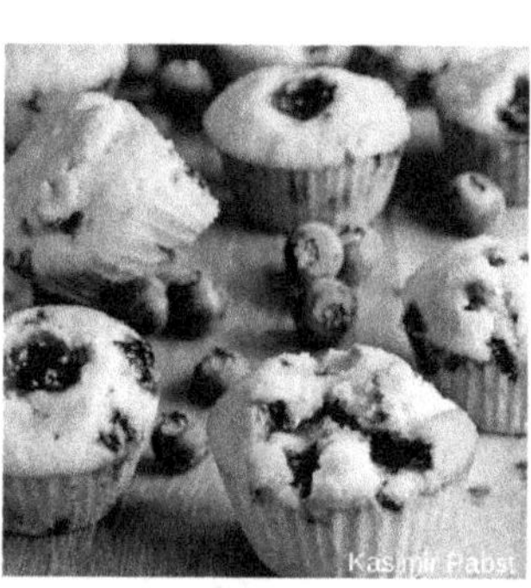

- 100 g Vollkornmehl
- 50 g Haferflocken
- 1 Teelöffel Backpulver
- 1 Ei
- 150 g griechischer Joghurt (fettarm)
- 2 Esslöffel Honig
- 100 g frische Heidelbeeren

Zubereitung:

1. Den Backofen auf 180 °C vorheizen und eine Muffinform einfetten.

2. Mehl, Haferflocken und Backpulver in einer Schüssel vermischen.

3. In einer separaten Schüssel Ei, Joghurt und Honig gut verrühren.

4. Die nassen Zutaten zu den trockenen Zutaten geben und gut vermischen.

5. Heidelbeeren vorsichtig unterheben.

6. Den Teig in die Muffinform füllen und 20 Minuten backen, bis die Muffins goldbraun sind.

7. Muffins aus dem Ofen nehmen und abkühlen lassen.

Nährwerte (pro Portion): Kalorien: 220 | Fett: 5 g | Kohlenhydrate: 35 g | Protein: 6 g | Zucker: 15 g | Natrium: 60 mg

85. Bananen-Hafer-Cookies

Zubereitungszeit: 10 Minuten | **Kochzeit:** 15 Minuten | **Portionen:** 2

Schwierigkeit: Leicht

Zutaten:

- 2 reife Bananen
- 100 g Haferflocken

- 1 Teelöffel Zimt
- 1 Teelöffel Vanilleextrakt
- 1 Esslöffel gehackte Walnüsse

Zubereitung:

1. Den Backofen auf 180 °C vorheizen und ein Backblech mit Backpapier auslegen.
2. Bananen in einer Schüssel zerdrücken.
3. Haferflocken, Zimt, Vanilleextrakt und gehackte Walnüsse hinzufügen und gut vermischen.
4. Aus der Mischung kleine Cookies formen und auf das Backblech legen.
5. 15 Minuten backen, bis die Cookies goldbraun sind.
6. Aus dem Ofen nehmen und abkühlen lassen.

Nährwerte (pro Portion): Kalorien: 180 | Fett: 5 g | Kohlenhydrate: 30 g | Protein: 4 g | Zucker: 10 g | Natrium: 10 mg

86.   Kokos-Erdbeer-Joghurt

Zubereitungszeit: 5 Minuten | **Kochzeit:** - | **Portionen:** 2

Schwierigkeit: Leicht

Zutaten:

- 200 g griechischer Joghurt (fettarm)
- 1 Handvoll frische Erdbeeren, gehackt
- 2 Esslöffel Kokosraspeln
- 1 Teelöffel Honig (optional)

Zubereitung:

1. Joghurt in zwei Schalen verteilen.
2. Erdbeeren und Kokosraspeln darüber streuen.
3. Optional mit Honig süßen.
4. Sofort servieren.

Nährwerte (pro Portion): Kalorien: 150 | Fett: 5 g | Kohlenhydrate: 18 g | Protein: 8 g | Zucker: 12 g | Natrium: 40 mg

87.   Schoko-Avocado-Mousse

Zubereitungszeit: 10 Minuten | **Kochzeit:** - | **Portionen:** 2

Schwierigkeit: Leicht

Zutaten:

- 1 reife Avocado

- 2 Esslöffel Kakaopulver

- 1 Esslöffel Honig

- 1 Teelöffel Vanilleextrakt

- 100 ml ungesüßte Mandelmilch

Zubereitung:

1. Avocado, Kakaopulver, Honig, Vanilleextrakt und Mandelmilch in einen Mixer geben.

2. Zu einer glatten Mousse pürieren.

3. In Schalen füllen und mindestens 30 Minuten im Kühlschrank fest werden lassen.

4. Kalt servieren.

Nährwerte (pro Portion): Kalorien: 220 | Fett: 15 g | Kohlenhydrate: 20 g | Protein: 3 g | Zucker: 15 g | Natrium: 20 mg

<table><tr><td>88.</td><td>Mango-Kokos-Kugeln</td></tr></table>

Zubereitungszeit: 15 Minuten | **Kochzeit:** - | **Portionen:** 2

Schwierigkeit: Leicht

Zutaten:

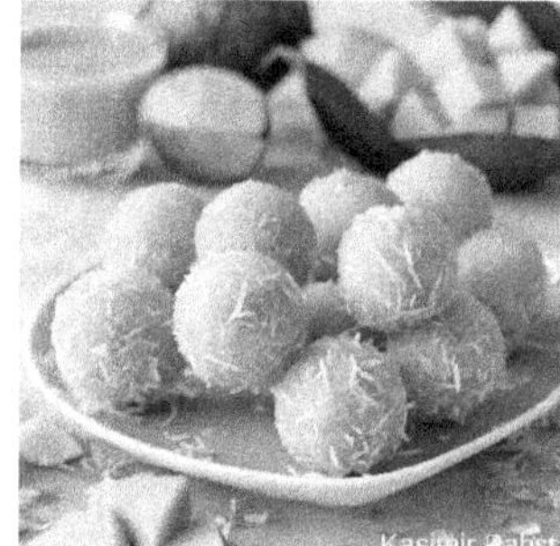

- 100 g getrocknete Mango

- 50 g Kokosraspeln

- 2 Esslöffel Haferflocken

- 1 Teelöffel Honig

- 1 Teelöffel Zitronensaft

Zubereitung:

1. Getrocknete Mango in kleine Stücke schneiden.

2. Alle Zutaten in eine Küchenmaschine geben und zu einer klebrigen Masse verarbeiten.

3. Aus der Masse kleine Kugeln formen.

4. Die Kugeln mindestens 30 Minuten im Kühlschrank fest werden lassen.

5. Kalt servieren.

Nährwerte (pro Portion): Kalorien: 180 | Fett: 6 g | Kohlenhydrate: 30 g | Protein: 2 g | Zucker: 20 g | Natrium: 10 mg

Kapitel 6: Desserts

Gebackene Desserts

89.	Apfel-Zimt-Muffins

Zubereitungszeit: 15 Minuten | **Kochzeit:** 25 Minuten | **Portionen:** 2

Schwierigkeit: Mittel

Zutaten:

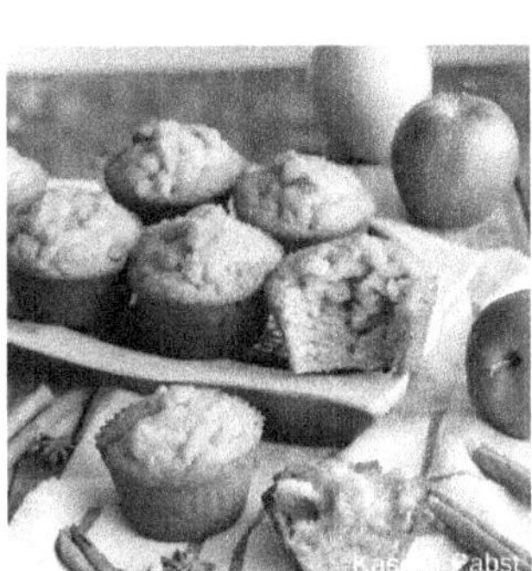

- 100 g Vollkornmehl
- 50 g Haferflocken
- 1 Teelöffel Backpulver
- 1 Teelöffel Zimt
- 1 Ei
- 100 ml ungesüßte Mandelmilch
- 2 Äpfel, geschält und gewürfelt
- 2 Esslöffel Apfelmus (ohne Zucker)
- 1 Teelöffel Vanilleextrakt

Zubereitung:

1. Den Backofen auf 180 °C vorheizen und eine Muffinform einfetten.
2. Mehl, Haferflocken, Backpulver und Zimt in einer Schüssel vermischen.
3. In einer separaten Schüssel Ei, Mandelmilch, Apfelmus und Vanilleextrakt gut verrühren.
4. Die nassen Zutaten zu den trockenen Zutaten geben und gut vermischen.
5. Äpfel unter den Teig heben und in die Muffinform füllen.
6. 25 Minuten backen, bis die Muffins goldbraun sind. Aus dem Ofen nehmen und abkühlen lassen.

Nährwerte (pro Portion): Kalorien: 220 | Fett: 4 g | Kohlenhydrate: 40 g | Protein: 6 g | Zucker: 12 g | Natrium: 60 mg

90.	Bananenbrot

Zubereitungszeit: 15 Minuten | **Kochzeit:** 50 Minuten | **Portionen:** 2

Schwierigkeit: Mittel

Zutaten:

- 2 reife Bananen, zerdrückt
- 100 g Vollkornmehl
- 50 g Haferflocken
- 1 Teelöffel Backpulver
- 1 Teelöffel Zimt
- 1 Ei
- 50 ml ungesüßte Mandelmilch
- 2 Esslöffel Apfelmus (ohne Zucker)
- 1 Teelöffel Vanilleextrakt

Zubereitung:

1. Den Backofen auf 180 °C vorheizen und eine Kastenform einfetten.
2. Mehl, Haferflocken, Backpulver und Zimt in einer Schüssel vermischen.
3. In einer separaten Schüssel Ei, Mandelmilch, Apfelmus und Vanilleextrakt gut verrühren.
4. Die nassen Zutaten zu den trockenen Zutaten geben und gut vermischen.
5. Zerdrückte Bananen unter den Teig heben und in die Kastenform füllen.
6. 50 Minuten backen, bis das Bananenbrot goldbraun ist. Aus dem Ofen nehmen und abkühlen lassen.

Nährwerte (pro Portion): Kalorien: 250 | Fett: 5 g | Kohlenhydrate: 50 g | Protein: 6 g | Zucker: 20 g | Natrium: 70 mg

91. Schoko-Zucchini-Brownies

Zubereitungszeit: 20 Minuten | **Kochzeit:** 25 Minuten | **Portionen:** 2

Schwierigkeit: Mittel

Zutaten:

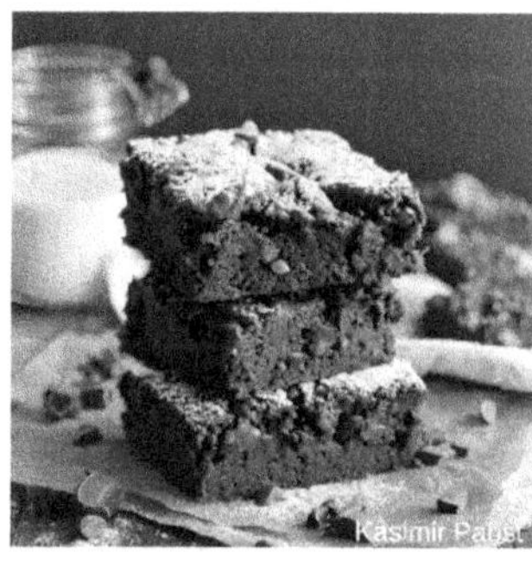

- 100 g Vollkornmehl
- 50 g Kakaopulver
- 1 Teelöffel Backpulver
- 1 Teelöffel Zimt
- 1 Ei
- 100 ml ungesüßte Mandelmilch
- 1 kleine Zucchini, geraspelt
- 2 Esslöffel Apfelmus (ohne Zucker)
- 1 Teelöffel Vanilleextrakt

Zubereitung:

1. Den Backofen auf 180 °C vorheizen und eine Brownie-Form einfetten.

2. Mehl, Kakaopulver, Backpulver und Zimt in einer Schüssel vermischen.

3. In einer separaten Schüssel Ei, Mandelmilch, Apfelmus und Vanilleextrakt gut verrühren.

4. Die nassen Zutaten zu den trockenen Zutaten geben und gut vermischen.

5. Geraspelte Zucchini unter den Teig heben und in die Brownie-Form füllen.

6. 25 Minuten backen, bis die Brownies fest sind. Aus dem Ofen nehmen und abkühlen lassen.

Nährwerte (pro Portion): Kalorien: 200 | Fett: 6 g | Kohlenhydrate: 35 g | Protein: 5 g | Zucker: 12 g | Natrium: 50 mg

92.   Heidelbeer-Mandel-Kuchen

Zubereitungszeit: 20 Minuten | **Kochzeit:** 30 Minuten | **Portionen:** 2

Schwierigkeit: Mittel

Zutaten:

- 100 g Mandelmehl
- 50 g Haferflocken
- 1 Teelöffel Backpulver
- 1 Ei
- 100 ml ungesüßte Mandelmilch
- 2 Esslöffel Apfelmus (ohne Zucker)
- 100 g frische Heidelbeeren
- 1 Teelöffel Vanilleextrakt

Zubereitung:

1. Den Backofen auf 180 °C vorheizen und eine Kuchenform einfetten.

2. Mandelmehl, Haferflocken und Backpulver in einer Schüssel vermischen.

3. In einer separaten Schüssel Ei, Mandelmilch, Apfelmus und Vanilleextrakt gut verrühren.

4. Die nassen Zutaten zu den trockenen Zutaten geben und gut vermischen.

5. Heidelbeeren unter den Teig heben und in die Kuchenform füllen.

6. 30 Minuten backen, bis der Kuchen goldbraun ist. Aus dem Ofen nehmen und abkühlen lassen.

Nährwerte (pro Portion): Kalorien: 220 | Fett: 10 g | Kohlenhydrate: 25 g | Protein: 7 g | Zucker: 10 g | Natrium: 40 mg

Zubereitungszeit: 15 Minuten | **Kochzeit:** 15 Minuten | **Portionen:** 2

Schwierigkeit: Leicht

Zutaten:

- 100 g Vollkornmehl
- 50 g Haferflocken
- 1 Teelöffel Backpulver
- 1 Teelöffel Zimt
- 1 Ei
- 50 ml ungesüßte Mandelmilch
- 1 Apfel, gerieben
- 2 Esslöffel Apfelmus (ohne Zucker)
- 50 g gehackte Walnüsse

Zubereitung:

1. Den Backofen auf 180 °C vorheizen und ein Backblech mit Backpapier auslegen.
2. Mehl, Haferflocken, Backpulver und Zimt in einer Schüssel vermischen.
3. In einer separaten Schüssel Ei, Mandelmilch und Apfelmus gut verrühren.
4. Die nassen Zutaten zu den trockenen Zutaten geben und gut vermischen.
5. Geriebenen Apfel und gehackte Walnüsse unter den Teig heben.
6. Kleine Teighäufchen auf das Backblech setzen und 15 Minuten backen. Aus dem Ofen nehmen und abkühlen lassen.

Nährwerte (pro Portion): Kalorien: 180 | Fett: 8 g | Kohlenhydrate: 25 g | Protein: 4 g | Zucker: 10 g | Natrium: 50 mg

Zubereitungszeit: 15 Minuten | **Kochzeit:** 25 Minuten | **Portionen:** 2

Schwierigkeit: Mittel

Zutaten:

- 100 g Vollkornmehl
- 50 g Haferflocken
- 1 Teelöffel Backpulver
- 1 Teelöffel Kürbisgewürz
- 1 Ei

- 100 ml ungesüßte Mandelmilch
- 2 Esslöffel Kürbispüree
- 1 Teelöffel Vanilleextrakt

Zubereitung:

1. Den Backofen auf 180 °C vorheizen und eine Muffinform einfetten.
2. Mehl, Haferflocken, Backpulver und Kürbisgewürz in einer Schüssel vermischen.
3. In einer separaten Schüssel Ei, Mandelmilch, Kürbispüree und Vanilleextrakt gut verrühren.
4. Die nassen Zutaten zu den trockenen Zutaten geben und gut vermischen.
5. Den Teig in die Muffinform füllen und 25 Minuten backen, bis die Muffins goldbraun sind. Aus dem Ofen nehmen und abkühlen lassen.

Nährwerte (pro Portion): Kalorien: 200 | Fett: 5 g | Kohlenhydrate: 35 g | Protein: 5 g | Zucker: 12 g | Natrium: 60 mg

95.   Birnen-Hafer-Crisp

Zubereitungszeit: 15 Minuten | **Kochzeit:** 30 Minuten | **Portionen:** 2

Schwierigkeit: Mittel

Zutaten:

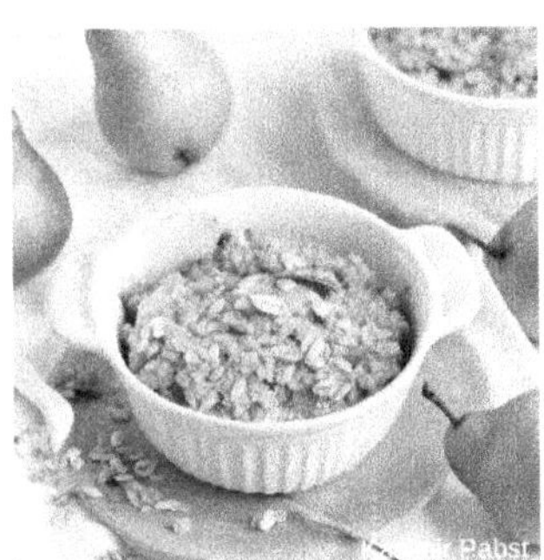

- 2 reife Birnen, gewürfelt
- 50 g Haferflocken
- 50 g gehackte Mandeln
- 2 Esslöffel Apfelmus (ohne Zucker)
- 1 Teelöffel Zimt
- 1 Teelöffel Vanilleextrakt

Zubereitung:

1. Den Backofen auf 180 °C vorheizen und eine kleine Auflaufform einfetten.
2. Birnenwürfel in die Auflaufform geben.
3. Haferflocken, Mandeln, Apfelmus, Zimt und Vanilleextrakt in einer Schüssel gut vermischen.
4. Die Mischung über die Birnenwürfel streuen.
5. 30 Minuten backen, bis die Oberseite goldbraun und knusprig ist. Aus dem Ofen nehmen und abkühlen lassen.

Nährwerte (pro Portion): Kalorien: 250 | Fett: 10 g | Kohlenhydrate: 35 g | Protein: 5 g | Zucker: 20 g | Natrium: 20 mg

Zubereitungszeit: 20 Minuten | **Kochzeit:** 30 Minuten | **Portionen:** 2

Schwierigkeit: Mittel

Zutaten:

- 100 g Vollkornmehl
- 50 g Haferflocken
- 1 Teelöffel Backpulver
- 1 Teelöffel Zimt
- 1 Ei
- 100 ml ungesüßte Mandelmilch
- 2 Esslöffel Apfelmus (ohne Zucker)
- 2 Karotten, geraspelt
- 50 g gehackte Walnüsse

Zubereitung:

1. Den Backofen auf 180 °C vorheizen und eine Kuchenform einfetten.
2. Mehl, Haferflocken, Backpulver und Zimt in einer Schüssel vermischen.
3. In einer separaten Schüssel Ei, Mandelmilch und Apfelmus gut verrühren.
4. Die nassen Zutaten zu den trockenen Zutaten geben und gut vermischen.
5. Geraspelte Karotten und gehackte Walnüsse unter den Teig heben und in die Kuchenform füllen.
6. 30 Minuten backen, bis der Kuchen goldbraun ist. Aus dem Ofen nehmen und abkühlen lassen.

Nährwerte (pro Portion): Kalorien: 260 | Fett: 10 g | Kohlenhydrate: 35 g | Protein: 6 g | Zucker: 15 g | Natrium: 40 mg

Zubereitungszeit: 15 Minuten | **Kochzeit:** 15 Minuten | **Portionen:** 2

Schwierigkeit: Leicht

Zutaten:

- 100 g Mandelmehl
- 1 Ei
- 2 Esslöffel Apfelmus (ohne Zucker)
- 1 Teelöffel Vanilleextrakt

- 1 Teelöffel Backpulver

Zubereitung:

1. Den Backofen auf 180 °C vorheizen und ein Backblech mit Backpapier auslegen.
2. Mandelmehl, Ei, Apfelmus, Vanilleextrakt und Backpulver in einer Schüssel gut vermischen.
3. Kleine Teighäufchen auf das Backblech setzen und 15 Minuten backen, bis die Kekse goldbraun sind.
4. Aus dem Ofen nehmen und abkühlen lassen.

Nährwerte (pro Portion): Kalorien: 200 | Fett: 12 g | Kohlenhydrate: 12 g | Protein: 6 g | Zucker: 8 g | Natrium: 30 mg

98. Zimt-Quark-Küchlein

Zubereitungszeit: 20 Minuten | **Kochzeit:** 25 Minuten | **Portionen:** 2

Schwierigkeit: Mittel

Zutaten:

- 200 g Magerquark
- 2 Esslöffel Apfelmus (ohne Zucker)
- 1 Ei
- 1 Teelöffel Zimt
- 1 Teelöffel Vanilleextrakt
- 50 g Haferflocken

Zubereitung:

1. Den Backofen auf 180 °C vorheizen und eine Muffinform einfetten.
2. Magerquark, Apfelmus, Ei, Zimt, Vanilleextrakt und Haferflocken in einer Schüssel gut vermischen.
3. Die Mischung in die Muffinform füllen.
4. 25 Minuten backen, bis die Küchlein fest sind. Aus dem Ofen nehmen und abkühlen lassen.

Nährwerte (pro Portion): Kalorien: 180 | Fett: 3 g | Kohlenhydrate: 25 g | Protein: 10 g | Zucker: 10 g | Natrium: 40 mg

99. Haferflocken-Kekse mit Beeren

Zubereitungszeit: 15 Minuten | **Kochzeit:** 15 Minuten | **Portionen:** 2

Schwierigkeit: Leicht

Zutaten:

- 100 g Haferflocken
- 1 Ei
- 2 Esslöffel Apfelmus (ohne Zucker)
- 1 Handvoll gemischte Beeren (z.B. Himbeeren, Blaubeeren, Erdbeeren)
- 1 Teelöffel Vanilleextrakt
- 1 Teelöffel Backpulver

Zubereitung:

1. Den Backofen auf 180 °C vorheizen und ein Backblech mit Backpapier auslegen.
2. Haferflocken, Ei, Apfelmus, Vanilleextrakt und Backpulver in einer Schüssel gut vermischen.
3. Gemischte Beeren vorsichtig unter den Teig heben.
4. Kleine Teighäufchen auf das Backblech setzen und 15 Minuten backen, bis die Kekse goldbraun sind.
5. Aus dem Ofen nehmen und abkühlen lassen.

Nährwerte (pro Portion): Kalorien: 180 | Fett: 5 g | Kohlenhydrate: 30 g | Protein: 5 g | Zucker: 12 g | Natrium: 40 mg

100. Avocado-Schoko-Mousse

Zubereitungszeit: 10 Minuten | **Kochzeit:** - | **Portionen:** 2

Schwierigkeit: Leicht

Zutaten:

- 1 reife Avocado
- 2 Esslöffel Kakaopulver
- 1 Esslöffel Honig
- 1 Teelöffel Vanilleextrakt
- 100 ml ungesüßte Mandelmilch

Zubereitung:

1. Avocado, Kakaopulver, Honig, Vanilleextrakt und Mandelmilch in einen Mixer geben.
2. Zu einer glatten Mousse pürieren.
3. In Schalen füllen und mindestens 30 Minuten im Kühlschrank fest werden lassen.
4. Kalt servieren.

Nährwerte (pro Portion): Kalorien: 220 | Fett: 15 g | Kohlenhydrate: 20 g | Protein: 3 g | Zucker: 15 g | Natrium: 20 mg

101. Cashew-Erdbeer-Creme

Zubereitungszeit: 15 Minuten | **Kochzeit:** - | **Portionen:** 2

Schwierigkeit: Leicht

Zutaten:

- 100 g Cashewkerne (über Nacht eingeweicht)
- 150 g frische Erdbeeren
- 1 Teelöffel Vanilleextrakt
- 1 Teelöffel Agavendicksaft
- 50 ml Wasser

Zubereitung:

1. Cashewkerne abgießen und zusammen mit Erdbeeren, Vanilleextrakt, Agavendicksaft und Wasser in einen Mixer geben.
2. Zu einer glatten Creme pürieren.

3. In Schalen füllen und mindestens 30 Minuten im Kühlschrank fest werden lassen.

4. Kalt servieren.

Nährwerte (pro Portion): Kalorien: 200 | Fett: 12 g | Kohlenhydrate: 18 g | Protein: 6 g | Zucker: 8 g | Natrium: 5 mg

102. Kokos-Joghurt mit Beeren

Zubereitungszeit: 5 Minuten | **Kochzeit:** - | **Portionen:** 2

Schwierigkeit: Leicht

Zutaten:

- 200 g Kokosjoghurt (ungesüßt)
- 1 Handvoll gemischte Beeren (z.B. Himbeeren, Blaubeeren, Erdbeeren)
- 1 Teelöffel Honig (optional)
- 1 Teelöffel Chiasamen

Zubereitung:

1. Kokosjoghurt in zwei Schalen verteilen.

2. Beeren und Chiasamen darüber streuen.

3. Optional mit Honig süßen.

4. Sofort servieren.

Nährwerte (pro Portion): Kalorien: 150 | Fett: 8 g | Kohlenhydrate: 15 g | Protein: 3 g | Zucker: 10 g | Natrium: 30 mg

103. Limetten-Avocado-Creme

Zubereitungszeit: 10 Minuten | **Kochzeit:** - | **Portionen:** 2

Schwierigkeit: Leicht

Zutaten:

- 1 reife Avocado
- Saft von 2 Limetten
- 1 Teelöffel Honig
- 1 Teelöffel Vanilleextrakt
- 100 ml ungesüßte Kokosmilch

Zubereitung:

1. Avocado, Limettensaft, Honig, Vanilleextrakt und Kokosmilch in einen Mixer geben.

2. Zu einer glatten Creme pürieren.

3. In Schalen füllen und mindestens 30 Minuten im Kühlschrank fest werden lassen.

4. Kalt servieren.

Nährwerte (pro Portion): Kalorien: 180 | Fett: 12 g | Kohlenhydrate: 18 g | Protein: 2 g | Zucker: 10 g | Natrium: 10 mg

104.   Beeren-Nuss-Cups

Zubereitungszeit: 15 Minuten | **Kochzeit:** - | **Portionen:** 2

Schwierigkeit: Leicht

Zutaten:

- 100 g gemischte Nüsse (z.B. Mandeln, Walnüsse, Cashewkerne)
- 100 g gemischte Beeren (z.B. Himbeeren, Blaubeeren, Erdbeeren)
- 2 Esslöffel Kokosöl, geschmolzen
- 1 Teelöffel Honig

Zubereitung:

1. Nüsse grob hacken und in eine Schüssel geben.
2. Beeren hinzufügen.
3. Kokosöl und Honig dazugeben und gut vermischen.
4. Die Mischung in Muffinförmchen füllen und fest andrücken.
5. Mindestens 1 Stunde im Kühlschrank fest werden lassen.
6. Kalt servieren.

Nährwerte (pro Portion): Kalorien: 220 | Fett: 18 g | Kohlenhydrate: 12 g | Protein: 5 g | Zucker: 8 g | Natrium: 5 mg

105.   Schoko-Haselnuss-Trüffel

Zubereitungszeit: 15 Minuten | **Kochzeit:** - | **Portionen:** 2

Schwierigkeit: Leicht

Zutaten:

- 100 g Haselnüsse
- 2 Esslöffel Kakaopulver
- 2 Esslöffel Honig
- 1 Teelöffel Vanilleextrakt
- 50 ml ungesüßte Mandelmilch

Zubereitung:

1. Haselnüsse in einer Küchenmaschine fein mahlen.

2. Kakaopulver, Honig, Vanilleextrakt und Mandelmilch hinzufügen und zu einer klebrigen Masse verarbeiten.

3. Aus der Masse kleine Trüffel formen.

4. Die Trüffel mindestens 30 Minuten im Kühlschrank fest werden lassen.

5. Kalt servieren.

Nährwerte (pro Portion): Kalorien: 200 | Fett: 14 g | Kohlenhydrate: 16 g | Protein: 4 g | Zucker: 10 g | Natrium: 10 mg

106. Cashew-Kokos-Riegel

Zubereitungszeit: 20 Minuten | **Kochzeit:** - | **Portionen:** 2

Schwierigkeit: Leicht

Zutaten:

- 100 g Cashewkerne
- 50 g Kokosraspeln
- 2 Esslöffel Honig
- 1 Teelöffel Vanilleextrakt
- 50 ml ungesüßte Kokosmilch

Zubereitung:

1. Cashewkerne in einer Küchenmaschine fein mahlen.

2. Kokosraspeln, Honig, Vanilleextrakt und Kokosmilch hinzufügen und zu einer klebrigen Masse verarbeiten.

3. Die Masse in eine flache Form drücken und mindestens 1 Stunde im Kühlschrank fest werden lassen.

4. In Riegel schneiden und kalt servieren.

Nährwerte (pro Portion): Kalorien: 220 | Fett: 14 g | Kohlenhydrate: 18 g | Protein: 4 g | Zucker: 10 g | Natrium: 10 mg

107. Blaubeer-Kokos-Smoothie

Zubereitungszeit: 5 Minuten | **Kochzeit:** - | **Portionen:** 2

Schwierigkeit: Leicht

Zutaten:

- 200 g frische Blaubeeren
- 250 ml ungesüßte Kokosmilch
- 1 Teelöffel Honig (optional)

- 1 Teelöffel Chiasamen

Zubereitung:

1. Blaubeeren waschen.

2. Blaubeeren, Kokosmilch und Chiasamen in einen Mixer geben und glatt pürieren.

3. Optional mit Honig süßen.

4. In Gläser füllen und sofort servieren.

Nährwerte (pro Portion): Kalorien: 160 | Fett: 8 g | Kohlenhydrate: 18 g | Protein: 2 g | Zucker: 12 g | Natrium: 30 mg

Kapitel 7: Plan für 28 Tage

Tag	Frühstück	Mittagessen	Abendessen	Snacks	Dessert
1	Heidelbeer-Mandel-Smoothie (1)	Zitronen-Kräuter-Hähnchen (23)	Gebratene Hähnchenbrust mit Gemüse (45)	Avocado-Ei-Brote (67)	Apfel-Zimt-Muffins (89)
2	Grüner Avocado-Smoothie (2)	Hähnchen-Gemüse-Pfanne (24)	Lachsfilet mit Quinoa und Spinat (46)	Gurken-Hummus-Türmchen (68)	Bananenbrot (90)
3	Erdbeer-Kokos-Smoothie (3)	Mediterranes Hähnchen mit Oliven (25)	Gefüllte Paprika mit Quinoa und Hähnchen (47)	Gefüllte Champignons (69)	Schoko-Zucchini-Brownies (91)
4	Beeren-Mix-Smoothie (4)	Curry mit Huhn und Kichererbsen (26)	Zucchini-Nudeln mit Garnelen (48)	Süßkartoffelchips (70)	Heidelbeer-Mandel-Kuchen (92)
5	Pfirsich-Ingwer-Smoothie (5)	Hähnchen-Quinoa-Salat (27)	Hähnchen-Curry mit Blumenkohlreis (49)	Quark-Kräuter-Dip mit Gemüsesticks (71)	Apfel-Walnuss-Kekse (93)
6	Kiwi-Spinat-Smoothie (6)	Hähnchen-Spinat-Wraps (28)	Ofengebackene Auberginen mit Tomatensauce (50)	Linsen-Bällchen (72)	Kürbis-Gewürz-Muffins (94)
7	Mango-Kurkuma-Smoothie (7)	Hähnchen-Couscous mit Gemüse (29)	Spinat-Feta-Hähnchen (51)	Thunfisch-Gurken-Röllchen (73)	Birnen-Hafer-Crisp (95)

9	Orangen-Karotten-Smoothie (9)	Hähnchen-Spargel-Pfanne (31)	Lachs-Spinat-Pfanne (53)	Spinat-Feta-Quiche (75)	Mandel-Vanille-Kekse (97)
10	Himbeer-Minz-Smoothie (10)	Risotto mit Huhn und Artischocken (32)	Quinoa-Bowl mit gegrilltem Gemüse (54)	Linsen-Karotten-Salat (76)	Zimt-Quark-Küchlein (98)
11	Blaubeer-Kefir-Smoothie (11)	Salat mit Huhn und Avocado (33)	Quinoa-Gemüse-Salat (55)	Gebackene Zucchini-Sticks (77)	Haferflocken-Kekse mit Beeren (99)
12	Beeren-Porridge (12)	Lachsfilet mit Quinoa und Gemüse (34)	Zucchini-Nudeln mit Pesto (56)	Himbeer-Chia-Pudding (78)	Avocado-Schoko-Mousse (100)
13	Apfel-Zimt-Porridge (13)	Kabeljau mit Blumenkohlpüree (35)	Tomaten-Avocado-Salat (57)	Joghurt-Beeren-Parfait (79)	Cashew-Erdbeer-Creme (101)
14	Mango-Kokos-Porridge (14)	Thunfisch-Salat mit Avocado (36)	Gebratene Garnelen mit Knoblauch und Zitrone (58)	Apfel-Zimt-Scheiben (80)	Kokos-Joghurt mit Beeren (102)
15	Schoko-Bananen-Porridge (15)	Gegrillter Lachs mit Spargel (37)	Spinat-Feta-Omelett (59)	Erdbeer-Bananen-Smoothie (81)	Limetten-Avocado-Creme (103)
16	Nussiger Hafer-Porridge (16)	Seelachs mit Quinoa und Gemüse (38)	Blumenkohlreis mit Gemüse (60)	Mandel-Kokos-Energie-Bällchen (82)	Beeren-Nuss-Cups (104)
17	Quinoa-Porridge mit Beeren (17)	Ofengebackener Kabeljau mit Gemüse (39)	Tomaten-Basilikum-Quinoa (61)	Kokos-Mango-Chia-Pudding (83)	Schoko-Haselnuss-Trüffel (105)

18	Bircher-Müsli (18)	Thunfischsteak mit Gemüse (40)	Gurken-Avocado-Suppe (62)	Heidelbeer-Joghurt-Muffins (84)	Cashew-Kokos-Riegel (106)
19	**Tropisches Müsli (19)**	**Lachsfilet mit Brokkoli und Süßkartoffeln (41)**	**Gegrillter Lachs mit Brokkoli (63)**	**Bananen-Hafer-Cookies (85)**	**Blaubeer-Kokos-Smoothie (107)**
20	Schoko-Kirsch-Müsli (20)	Fisch-Tacos mit Avocado-Salsa (42)	Spinat-Avocado-Salat mit Hähnchen (64)	Kokos-Erdbeer-Joghurt (86)	Apfel-Zimt-Muffins (89)
21	Heidelbeer-Vanille-Müsli (21)	Zitronen-Dill-Lachs mit grünem Salat (43)	Tomaten-Zucchini-Suppe (65)	Schoko-Avocado-Mousse (87)	Bananenbrot (90)
22	Cranberry-Haselnuss-Müsli (22)	Gebackener Wolfsbarsch mit Gemüse (44)	Gefüllte Auberginen mit Hummus (66)	Mango-Kokos-Kugeln (88)	Schoko-Zucchini-Brownies (91)
23	Heidelbeer-Mandel-Smoothie (1)	Hähnchen-Gemüse-Pfanne (24)	Gebratene Hähnchenbrust mit Gemüse (45)	Avocado-Ei-Brote (67)	Heidelbeer-Mandel-Kuchen (92)
24	Grüner Avocado-Smoothie (2)	Mediterranes Hähnchen mit Oliven (25)	Lachsfilet mit Quinoa und Spinat (46)	Gurken-Hummus-Türmchen (68)	Apfel-Walnuss-Kekse (93)
25	Erdbeer-Kokos-Smoothie (3)	Curry mit Huhn und Kichererbsen (26)	Gefüllte Paprika mit Quinoa und Hähnchen (47)	Gefüllte Champignons (69)	Kürbis-Gewürz-Muffins (94)
26	Beeren-Mix-Smoothie (4)	Hähnchen-Quinoa-Salat (27)	Zucchini-Nudeln mit Garnelen (48)	Süßkartoffelchips (70)	Birnen-Hafer-Crisp (95)
27	Pfirsich-Ingwer-Smoothie (5)	Hähnchen-Spinat-Wraps (28)	Hähnchen-Curry mit Blumenkohlreis (49)	Quark-Kräuter-Dip mit Gemüsesticks (71)	Karotten-Walnuss-Kuchen (96)

| **2 8** | Kiwi-Spinat-Smoothie (6) | Hähnchen-Couscous mit Gemüse (29) | Ofengebackene Auberginen mit Tomatensauce (50) | Linsen-Bällchen (72) | Mandel-Vanille-Kekse (97) |

Dieser detaillierte 28-Tage-Mahlzeitenplan für Diabetiker wurde unter Berücksichtigung der empfohlenen täglichen Mengen und der maximalen Aufnahme bestimmter Lebensmittel erstellt. Die Rezepte bieten eine ausgewogene Auswahl an Vollkornprodukten, Gemüse, Obst, magerem Fleisch und Fisch, Hülsenfrüchten, fettarmen Milchprodukten, Nüssen und Samen sowie gesunden Fetten.

Einkaufsliste

Obst und Gemüse

- Äpfel: 28 Stück
- Orangen: 14 Stück
- Bananen: 14 Stück
- Kiwis: 14 Stück
- Pfirsiche: 14 Stück
- Avocados: 14 Stück
- Zitronen: 28 Stück
- Mangos: 7 Stück
- Karotten: 14 Stück
- Gurken: 7 Stück
- Zucchini: 28 Stück
- Tomaten: 14 Stück
- Paprika (verschiedene Farben): 7 Stück
- Heidelbeeren: 14 Becher
- Himbeeren: 14 Becher
- Erdbeeren: 14 Becher
- Blaubeeren: 14 Becher
- Brombeeren: 7 Becher
- Spinat: 14 Tassen
- Babyspinat: 7 Tassen

- Gemischtes Gemüse (Brokkoli, Blumenkohl, Spargel): 28 Tassen

- Blattgemüse (Kopfsalat, Rucola): 14 Tassen

- Quinoa: 28 Tassen

- Blumenkohlreis: 7 Tassen

- Süßkartoffeln: 28 Tassen

- Artischocken: 7 Tassen

- Pilze: 14 Tassen

- Beerenmix: 28 Tassen

- Cranberries: 7 Tassen

- Birnen: 14 Tassen

- Kirschen: 14 Tassen

- Grüne Bohnen: 14 Tassen

Proteine

- Hähnchenbrustfilets: 28 Stück

- Lachsfilets: 14 Stück

- Kabeljaufilets: 14 Stück

- Thunfischsteaks: 14 Stück

- Seelachsfilets: 14 Stück

- Wolfsbarschfilets: 7 Stück

- Gekochte Linsen: 7 Tassen

- Gekochte Kichererbsen: 14 Tassen

- Eier: 14 Stück

- Quark: 28 Tassen

- Griechischer Joghurt: 14 Tassen

- Ungesüßter Kokosjoghurt: 14 Tassen

- Kefir: 14 Tassen

- Milch: 14 Tassen

- Fettarmer Hüttenkäse: 7 Becher

- Vollkornbrot: 14 Scheiben

- Couscous: 7 Tassen

- Risottoreis: 7 Tassen

- Vollkornnudeln: 7 Tassen

- Apfelmus (ungesüßt): 7 Becher

Nüsse und Samen

- Mandeln: 7 Tassen
- Walnüsse: 7 Tassen
- Cashewkerne: 7 Tassen
- Kokosraspeln: 7 Tassen
- Chiasamen: 7 Esslöffel

Weitere Zutaten

- Olivenöl: 1 Flasche
- Rapsöl: 1 Flasche
- Honig: 1 Glas
- Vanilleextrakt: 1 Flasche
- Kakaopulver: 1 Packung
- Zimt: 1 Packung
- Kurkuma: 1 Packung
- Ingwer: 1 Stück
- Knoblauchzehen: 14 Stück
- Petersilie: 1 Bund
- Basilikum: 1 Bund
- Rosmarin: 1 Bund
- Thymian: 1 Bund
- Salz und Pfeffer: nach Bedarf
- Backpulver: 1 Packung

Kapitel 8: Tipps und Ratschläge

Praktische Tipps zur Diabetesbewältigung durch Ernährung

Die richtige Ernährung spielt eine entscheidende Rolle bei der Bewältigung von Diabetes. Eine ausgewogene und bewusst gestaltete Ernährung kann dazu beitragen, den Blutzuckerspiegel zu stabilisieren und langfristige Komplikationen zu vermeiden. In diesem Abschnitt möchte ich Ihnen einige praktische Tipps und Ratschläge geben, die Ihnen helfen können, Ihre Diabeteserkrankung durch eine gezielte Ernährungsweise besser zu kontrollieren.

Zuallererst ist es wichtig, sich der Bedeutung der regelmäßigen Mahlzeiten bewusst zu sein. Unregelmäßiges Essen oder das Auslassen von Mahlzeiten kann zu Schwankungen des Blutzuckerspiegels führen, was für Diabetiker besonders problematisch ist. Planen Sie daher Ihre Mahlzeiten im Voraus und achten Sie darauf, dass Sie zu festen Zeiten essen. Dies hilft nicht nur, den Blutzuckerspiegel stabil zu halten, sondern fördert auch eine bessere Kontrolle über die Portionsgrößen und die Gesamtaufnahme von Nährstoffen.

Ein weiterer wesentlicher Aspekt der Ernährung bei Diabetes ist die Auswahl der richtigen Kohlenhydrate. Nicht alle Kohlenhydrate sind gleich – während einige den Blutzuckerspiegel schnell ansteigen lassen, haben andere einen geringeren Einfluss darauf. Bevorzugen Sie komplexe Kohlenhydrate wie Vollkornprodukte, Hülsenfrüchte und Gemüse, die reich an Ballaststoffen sind und den Blutzuckerspiegel langsamer ansteigen lassen. Vermeiden Sie hingegen einfache Kohlenhydrate und stark verarbeitete Lebensmittel, die zu einem schnellen Anstieg des Blutzuckers führen können.

Die Bedeutung von Ballaststoffen kann nicht genug betont werden. Ballaststoffe tragen nicht nur zur Sättigung bei, sondern helfen auch, den Blutzuckerspiegel zu regulieren. Achten Sie darauf, ausreichend ballaststoffreiche Lebensmittel in Ihre Ernährung zu integrieren. Dazu gehören Vollkornprodukte, Gemüse, Obst und Hülsenfrüchte. Ein hoher Ballaststoffgehalt in der Ernährung kann dazu beitragen, die Verdauung zu verbessern und das Risiko für Herz-Kreislauf-Erkrankungen, die bei Diabetikern häufiger auftreten, zu verringern.

Proteine sind ein weiterer wichtiger Bestandteil einer ausgewogenen Ernährung für Diabetiker. Sie helfen nicht nur beim Aufbau und Erhalt von Muskelmasse, sondern können auch zur Stabilisierung des Blutzuckerspiegels beitragen. Bevorzugen Sie magere Proteinquellen wie Fisch, Geflügel, fettarme Milchprodukte und pflanzliche Proteine wie Bohnen und Linsen.

Achten Sie jedoch darauf, die Aufnahme von rotem Fleisch und verarbeiteten Fleischprodukten zu begrenzen, da diese einen höheren Gehalt an gesättigten Fetten aufweisen, die für Diabetiker problematisch sein können.

Gesunde Fette spielen ebenfalls eine wichtige Rolle in der Ernährung bei Diabetes. Sie tragen zur Sättigung bei und können Entzündungen im Körper reduzieren, was besonders bei Diabetes von Vorteil ist. Integrieren Sie gesunde Fette wie Olivenöl, Avocados, Nüsse und Samen in Ihre Ernährung. Achten Sie jedoch darauf, die Menge an gesättigten Fetten und Transfetten zu begrenzen, die in verarbeiteten Lebensmitteln und Fast Food häufig vorkommen.

Die Kontrolle des Blutzuckerspiegels erfordert auch, dass Sie auf Ihre Getränkewahl achten. Zuckerhaltige Getränke wie Limonaden und Säfte können zu einem schnellen Anstieg des Blutzuckerspiegels führen und sollten daher vermieden werden. Bevorzugen Sie Wasser, ungesüßten Tee und Kaffee. Wenn Sie Lust auf etwas Süßes haben, können Sie Getränke mit natürlichen Süßungsmitteln wie Stevia oder Erythrit süßen, die den Blutzuckerspiegel nicht beeinflussen.

Ein weiterer praktischer Tipp zur Diabetesbewältigung durch Ernährung ist die Überwachung der Portionsgrößen. Auch wenn gesunde Lebensmittel konsumiert werden, kann eine zu große Menge davon den Blutzuckerspiegel negativ beeinflussen. Verwenden Sie kleinere Teller und Schüsseln, um die Portionsgrößen besser zu kontrollieren, und achten Sie darauf, langsam zu essen und auf das Sättigungsgefühl zu hören. Dies kann Ihnen helfen, übermäßiges Essen zu vermeiden und den Blutzuckerspiegel besser zu kontrollieren.

Es ist auch wichtig, regelmäßig Ihren Blutzuckerspiegel zu überwachen, um zu verstehen, wie verschiedene Lebensmittel und Mahlzeiten darauf wirken. Dies kann Ihnen helfen, Ihre Ernährung besser anzupassen und zu sehen, welche Nahrungsmittel für Sie am besten funktionieren. Führen Sie ein Ernährungstagebuch, in dem Sie notieren, was Sie essen und wie Ihr Blutzuckerspiegel darauf reagiert. Dies kann wertvolle Einblicke in Ihre individuellen Ernährungsbedürfnisse geben und Ihnen helfen, Ihre Ernährungsweise kontinuierlich zu optimieren.

Darüber hinaus kann das Timing der Mahlzeiten eine wichtige Rolle spielen. Studien haben gezeigt, dass der Blutzuckerspiegel nach dem Frühstück am höchsten ansteigt. Daher kann es hilfreich sein, das Frühstück protein- und ballaststoffreich zu gestalten und den Kohlenhydratanteil zu reduzieren. Verteilen Sie die Kohlenhydrataufnahme gleichmäßig über den Tag und achten Sie darauf, abends leichtere Mahlzeiten zu sich zu nehmen, um die nächtliche Blutzuckerkontrolle zu verbessern.

Schließlich ist es wichtig, realistische und nachhaltige Ernährungsgewohnheiten zu entwickeln. Crash-Diäten oder extreme Ernährungsumstellungen sind auf Dauer schwer durchzuhalten und können den Blutzuckerspiegel destabilisieren. Setzen Sie sich realistische Ziele und machen Sie schrittweise Änderungen an Ihrer Ernährung, die Sie langfristig beibehalten können. Eine ausgewogene und abwechslungsreiche Ernährung, die auf Ihre individuellen Bedürfnisse abgestimmt ist, kann Ihnen helfen, Ihre Diabeteserkrankung besser zu kontrollieren und Ihre Lebensqualität zu verbessern.

Tipps zum Einkauf, zur Zubereitung von Mahlzeiten und zur Portionskontrolle

Eine gesunde Ernährung beginnt beim Einkauf. Ein gut durchdachter Einkaufsplan kann dabei helfen, die richtigen Lebensmittel auszuwählen und ungesunde Versuchungen zu vermeiden. Hier sind einige wertvolle Tipps, wie Sie Ihren Einkauf, die Zubereitung von Mahlzeiten und die Portionskontrolle optimieren können, um eine ausgewogene und diabetesfreundliche Ernährung zu gewährleisten.

Bevor Sie zum Supermarkt gehen, erstellen Sie eine detaillierte Einkaufsliste. Diese sollte auf Ihren Mahlzeitenplan und Ihren individuellen Ernährungsbedürfnissen basieren. Eine Liste hilft Ihnen, sich auf die notwendigen Lebensmittel zu konzentrieren und Spontankäufe von ungesunden Produkten zu vermeiden. Planen Sie Ihre Mahlzeiten im Voraus und schreiben Sie die Zutaten auf, die Sie dafür benötigen.

Achten Sie darauf, möglichst frische und unverarbeitete Lebensmittel zu kaufen. Vermeiden Sie Produkte mit langen Zutatenlisten und solchen, die viele Zusatzstoffe enthalten. Frisches Obst und Gemüse, mageres Fleisch, Fisch, Vollkornprodukte und fettarme Milchprodukte sollten die Basis Ihrer Einkäufe bilden. Diese Lebensmittel liefern wichtige Nährstoffe, die zur Stabilisierung des Blutzuckerspiegels beitragen.

Ein weiterer wichtiger Aspekt ist das Lesen der Etiketten. Nehmen Sie sich die Zeit, die Nährwertangaben und Inhaltsstoffe der Produkte zu prüfen. Achten Sie dabei besonders auf den Gehalt an Zucker, gesättigten Fetten und Kohlenhydraten. Produkte mit einem hohen Gehalt an zugesetztem Zucker oder gesättigten Fetten sollten vermieden werden. Wählen Sie stattdessen Lebensmittel mit einem hohen Gehalt an Ballaststoffen und Proteinen.

Beim Zubereiten der Mahlzeiten ist es wichtig, gesunde Kochmethoden zu verwenden. Dampfen, Grillen, Backen und Dünsten sind schonende Methoden, die den Nährstoffgehalt der Lebensmittel erhalten. Vermeiden Sie das Frittieren von Lebensmitteln, da dies den Fettgehalt erheblich erhöht und für Diabetiker ungünstig ist. Wenn Sie Öl verwenden, greifen Sie zu gesunden Optionen wie Olivenöl oder Rapsöl und verwenden Sie es sparsam.

Achten Sie bei der Zubereitung darauf, eine Vielzahl von Gewürzen und Kräutern zu verwenden, um den Geschmack zu verbessern, ohne auf zu viel Salz oder Zucker zurückzugreifen. Frische Kräuter wie Basilikum, Koriander, Petersilie und Thymian sowie Gewürze wie Kurkuma, Ingwer und Zimt können Ihre Gerichte nicht nur schmackhafter machen, sondern auch gesundheitliche Vorteile bieten.

Die Portionskontrolle spielt eine entscheidende Rolle bei der Blutzuckerkontrolle. Auch wenn Sie gesunde Lebensmittel wählen, ist es wichtig, die Menge, die Sie essen, im Auge zu behalten. Eine einfache Methode zur Portionskontrolle ist die Verwendung kleinerer Teller und Schüsseln, um die Portionsgrößen automatisch zu reduzieren. Achten Sie darauf, langsam zu essen und das Sättigungsgefühl wahrzunehmen, um Überessen zu vermeiden.

Es kann hilfreich sein, Mahlzeiten in einzelne Portionen zu unterteilen, bevor Sie sie servieren. Dies gilt besonders für größere Gerichte wie Aufläufe oder Eintöpfe. Teilen Sie die Mahlzeiten in Behälter auf und bewahren Sie sie im Kühlschrank oder Gefrierschrank auf. So haben Sie immer eine gesunde Mahlzeit griffbereit und vermeiden Überessen.

Ein weiterer Tipp ist, regelmäßige Mahlzeiten und Snacks zu planen, um den Blutzuckerspiegel stabil zu halten. Vermeiden Sie lange Essenspausen, die zu Heißhungerattacken führen können. Integrieren Sie kleine, gesunde Snacks wie Nüsse, Samen, Obst oder Gemüsesticks in Ihren Tagesplan, um den Blutzuckerspiegel konstant zu halten und sich energiegeladen zu fühlen.

Beim Einkauf und der Zubereitung von Mahlzeiten ist es auch wichtig, auf die Qualität der Lebensmittel zu achten. Kaufen Sie, wenn möglich, Bio-Produkte, um den Gehalt an Pestiziden und anderen Chemikalien zu reduzieren. Frische, saisonale Produkte sind oft nährstoffreicher und schmackhafter als importierte oder lang gelagerte Lebensmittel.

Das Trinken von ausreichend Wasser ist ebenfalls ein wichtiger Aspekt einer gesunden Ernährung. Achten Sie darauf, über den Tag verteilt mindestens acht Gläser Wasser zu trinken. Wasser hilft nicht nur, den Körper hydratisiert zu halten, sondern unterstützt auch die Verdauung und kann helfen, den Blutzuckerspiegel zu regulieren.

Ein weiterer hilfreicher Tipp ist die Vorbereitung von Mahlzeiten im Voraus. Planen Sie ein oder zwei Tage in der Woche ein, an denen Sie größere Mengen an gesunden Gerichten kochen und portionieren.

Schlussfolgerung

Herzlichen Glückwunsch, dass Sie dieses Buch bis zum Ende gelesen und sich auf den Weg zu einer gesünderen Ernährung für Diabetiker gemacht haben! Ihre Entschlossenheit, Ihre Gesundheit in die Hand zu nehmen, ist bewundernswert und zeigt, dass Sie bereit sind, positive Veränderungen in Ihrem Leben vorzunehmen. Mit den in diesem Buch vorgestellten Rezepten und Tipps haben Sie nun die Werkzeuge, um Ihren Blutzuckerspiegel besser zu kontrollieren und Ihre allgemeine Gesundheit zu verbessern.

Es ist wichtig, dass Sie das Gelernte nicht nur anwenden, sondern auch kontinuierlich weiter vertiefen. Die Ernährung spielt eine zentrale Rolle bei der Bewältigung von Diabetes, und durch bewusste Entscheidungen können Sie einen großen Unterschied in Ihrem Wohlbefinden und Ihrer Lebensqualität machen. Die vielfältigen und leckeren Rezepte in diesem Buch sollen Ihnen dabei helfen, Ihre Mahlzeiten abwechslungsreich und genussvoll zu gestalten, ohne dabei die Kontrolle über Ihren Blutzuckerspiegel zu verlieren.

Ihre Hingabe und Ihr Engagement, Ihre Ernährungsgewohnheiten zu ändern, sind bereits ein großer Schritt in die richtige Richtung. Jeder kleine Fortschritt, den Sie machen, trägt zu Ihrem langfristigen Erfolg bei. Vergessen Sie nicht, dass es normal ist, auf diesem Weg Herausforderungen zu begegnen. Bleiben Sie geduldig mit sich selbst und nehmen Sie sich die Zeit, sich an neue Routinen zu gewöhnen.

Ein entscheidender Teil dieses Buches ist der Bonus zur Etikettenkunde, der Ihnen helfen wird, noch gezielter und bewusster einkaufen zu können. Das Verständnis der Nährwertangaben und Inhaltsstoffe auf Lebensmittelverpackungen ist ein mächtiges Werkzeug, um gesunde Entscheidungen zu treffen. Dieser Bonus wird Ihnen dabei helfen, versteckte Zucker und ungesunde Fette zu vermeiden und die besten Optionen für Ihre Ernährung zu wählen.

Ich möchte Sie ermutigen, diesen Bonus gründlich zu studieren und die darin enthaltenen Informationen in Ihren Alltag zu integrieren. Es wird Ihnen helfen, ein noch besseres Verständnis dafür zu entwickeln, was Sie essen, und Ihnen die Sicherheit geben, dass Sie die richtigen Entscheidungen für Ihre Gesundheit treffen. Die Fähigkeit, Etiketten richtig zu lesen und zu interpretieren, wird Ihnen helfen, Ihre Ernährung weiter zu optimieren und langfristig gesündere Gewohnheiten zu entwickeln.

Zum Schluss möchte ich Ihnen viel Erfolg und alles Gute auf Ihrem weiteren Weg wünschen. Ihre Reise zu einer besseren Gesundheit und einer effektiven Diabetesbewältigung ist ein kontinuierlicher Prozess, und Sie haben bereits bewiesen, dass Sie die Fähigkeit und den Willen haben, diese Herausforderung anzunehmen. Nutzen Sie die in diesem Buch gewonnenen Erkenntnisse und setzen Sie sie in die Praxis um. Jeder kleine Schritt, den Sie machen, bringt Sie näher an Ihr Ziel.

Scan me!